全国高等医药院校医学检验技术专业特色教材

供医学检验技术专业用

医学检验基本技术与设备实验

主　编　胡志坚　龚道元　刘　文

副主编　蒋洪敏　周迎春　代　敏
　　　　李　锐　杨军平　杨军军

人民卫生出版社

·北　京·

图书在版编目（CIP）数据

医学检验基本技术与设备实验/胡志坚，龚道元，
刘文主编. —北京：人民卫生出版社，2022.3
ISBN 978-7-117-32422-9

Ⅰ.①医…　Ⅱ.①胡…②龚…③刘…　Ⅲ.①医学检
验-医学院校-教材　Ⅳ.①R446

中国版本图书馆 CIP 数据核字（2021）第 232511 号

| 人卫智网 | www.ipmph.com | 医学教育、学术、考试、健康，购书智慧智能综合服务平台 |
| 人卫官网 | www.pmph.com | 人卫官方资讯发布平台 |

医学检验基本技术与设备实验

Yixue Jianyan Jiben Jishu yu Shebei Shiyan

主　　编：胡志坚　龚道元　刘　文
出版发行：人民卫生出版社（中继线 010-59780011）
地　　址：北京市朝阳区潘家园南里 19 号
邮　　编：100021
E - mail：pmph @ pmph. com
购书热线：010-59787592　010-59787584　010-65264830
印　　刷：廊坊一二〇六印刷厂
经　　销：新华书店
开　　本：850×1168　1/16　印张：8.5
字　　数：251 千字
版　　次：2022 年 3 月第 1 版
印　　次：2022 年 3 月第 1 次印刷
标准书号：ISBN 978-7-117-32422-9
定　　价：48.00 元

打击盗版举报电话：010-59787491　E-mail：WQ @pmph. com
质量问题联系电话：010-59787234　E-mail：zhiliang @pmph. com

编　委　会

主　编

胡志坚　龚道元　刘　文

副主编

蒋洪敏　周迎春　代　敏　李　锐　杨军平　杨军军

编　者（按姓氏笔画排序）

王小林	北京大学医学部	陈展泽	中山大学附属佛山医院
王春芳	右江民族医学院附属医院	陈清泉	福建医科大学
申　超	九江学院	林　静	中山大学附属佛山医院
代　敏	成都医学院	罗　萍	武汉大学中南医院
庄锡伟	佛山复星禅诚医院	罗　嫚	西双版纳傣族自治州人民医院
刘　文	川北医学院	罗小娟	中国医科大学深圳儿童医院
刘　艳	吉首大学医学院	周迎春	广州中医药大学第一附属医院
许　飞	上海健康医学院医学技术学院	胡志坚	九江学院
李　锐	湖南医药学院第一附属医院	高　波	湖北医药学院附属太和医院
李树平	湖南医药学院公共卫生与检验医学院	陶华林	西南医科大学附属医院
李晓征	新疆医科大学附属中医医院	黄作良	邵阳学院医学检验学院
杨再林	重庆大学附属肿瘤医院	黄泽智	邵阳学院医学检验学院
杨军平	江西中医药大学附属医院	曹　越	韶关学院医学院
杨军军	温州医科大学附属第二医院	龚道元	佛山科学技术学院医药工程学院
张国军	首都医科大学附属北京天坛医院	董丽刚	内蒙古民族大学
张炳峰	江苏省人民医院　南京医科大学第一附属医院	蒋洪敏	中南大学湘雅二医院
张晓清	重庆医科大学	曾佑琴	成都中医药大学
张家忠	襄阳职业技术学院	廖武养	广州科方生物技术股份有限公司

编写秘书　申　超

前　言

实验教学是医学检验技术专业教学过程中的关键环节。积极开展实验教学,提高实验教学效果,对于医学检验专业学生深入理解、牢固掌握专业知识至关重要。一本好的实验教材,是实现这一教学目标的重要保障。为此,人民卫生出版社组织全国高等院校医学检验专业富有教学和临床工作经验的专家编写了《医学检验基本技术与设备》配套实验指导教材。医学检验基本技术与基础设备的正确使用是医学检验技术专业学生进行实验和医学检验行业从业人员完成医学检验技术工作的基础。本教材是医学检验基本技术与基本设备的实验教学融合教材,供医学检验技术专业本科或高职高专学生使用,同时对医学检验技术专业行业从业人员亦具有参考价值。

本教材编写以培养学生掌握扎实专业基础实践技能为目的,实验项目的编写设计原则是以医学检验技术专业最基础、最常用、最重要的基本检验技术及相关仪器设备的使用为出发点突出其实用性,以国家标准、行业标准、设备规范操作程序等文件为参考体现其可操作性和规范性。内容主要包括实验室生物安全技术、医学检验一般操作技术、涂片制备及染色技术、显微镜应用技术、离心分离技术、电泳分离分析技术、光谱分析技术、流式细胞分析技术、色谱分离技术、气相色谱及高效液相色分离分析技术、生物质谱分析技术、电化学分析技术、细胞培养及染色体检查技术与相关技术仪器设备的使用等46个常用实验。每个实验从实验目的、实验器材、实验原理、实验步骤、数据记录与处理、注意事项等内容进行编写,力求做到概念明确、条理清晰、语言简练、通俗易懂。

本教材在编写过程中,得到人民卫生出版社、各参编单位的大力支持,在此表示衷心的感谢。本书凝聚了高年资、经验丰富的老教师的悉心指导和高学历、热情洋溢的年轻教师的忘我耕耘,大家尽职尽责,力求编写内容精练、适用。在这里,感谢所有编者,是你们的辛勤汗水成就了这本书,同时衷心感谢被引用的参考书的所有作者。

尽管各位编者在编写过程中倾心尽力,但由于时间短促,更因编者水平和经验有限,难免有纰误疏漏,恳请使用本书的教师、学生以及临床检验工作者提出宝贵意见,以便再版时进一步修订和完善。

胡志坚　龚道元　刘　文

2022 年 1 月 10 日

目　　录

【实验目的】

1. 掌握生物安全柜的操作原理和正确使用方法。
2. 掌握感染性物质的操作和处置。
3. 熟悉生物安全柜的维护保养与使用注意事项。

【实验原理】

生物安全柜(biological safety cabinet,BSC)是负压过滤排风柜,防止操作者和环境暴露于实验过程中产生的生物气溶胶。

《中华人民共和国医药行业标准:Ⅱ级生物安全柜》(YY 0569-2011)规定,根据气流及隔离屏障的设计结构,将生物安全柜分Ⅰ、Ⅱ、Ⅲ级,按照Ⅱ级生物安全柜结构、气流速度、气流形式和排气系统的不同,将其分为 A_1、A_2、B_1 和 B_2 四种型号。

Ⅱ级生物安全柜是通过前窗操作口在生物安全柜内进行操作,前窗操作口向内吸入的负压气流用以保护操作人员的安全;经高效过滤器(HE-PA)过滤的下降气流用以保护安全柜内实验物品;气流经高效过滤器过滤后排出安全柜以保护环境。

【实验器材】

1. Ⅱ级生物安全柜

结构:一般由柜体和支架两部分组成。

柜体部分包括:前窗操作口、风机、集液槽、高效过滤器、控制面板及照明光源、紫外光源,报警和连锁系统等。

2. 个人安全防护用品　医用防护口罩(闭合试验),一次性帽子,隔离衣/防护服,护目镜/面屏,鞋套,乳胶手套等。

3. 操作相关材料　红外线灭菌电热燃烧器,白金接种环(或一次性接种环、无菌拭子等),移液器,培养皿,载玻片,污物处理袋,锐器盒等。

4. 消毒物品紫外线灯,75%酒精或消毒纸巾,纱布或毛巾等。

【实验步骤】

本操作以痰培养接种及二级生物安全防护为例。

(一) 操作使用

1. 开机与消毒　按动生物安全柜电源 开/关 开机、关闭前窗、开启 紫外线灯 UA ,照射 30min。

2. 穿戴防护用品　洗手、手消毒→戴医用防护口罩(闭合试验)→戴一次性帽子→穿隔离衣/防护服→戴护目镜/面屏→穿鞋套→戴乳胶手套。

3. 检查　关闭 紫外线灯 UA 、按动 送风机 和 照明灯 等,仪器报警自检,约需 3s。检查风速、气流量和负压是否在正常范围内。若出现异常应停止使用,进行检修。

4. 调整窗口高度　打开前窗至标志高度 - ,注意不得高于安全柜左边的警戒线。

5. 预使用　检查回风格栅和出风口,清除可能的堵塞物。无任何阻碍状态下,让安全柜至少工作 15min。

6. 材料放置　按照生物安全柜内的分区,规范放入实验材料,清洁物品放置清洁区,污染物品放置污染区,所有材料尽可能放于远离通风口位置。

(1) 清洁区:血平板、巧克力平板、麦康凯或中国蓝平板、相关生化试剂等。

(2) 半污染区:试管架、接种环或无菌拭子、载玻片、红外线灭菌电热燃烧器等。

(3) 污染区:待检样本、污染物、锐器盒等。

7. 放入实验材料及设备后,等待 2~3min,待清除工作区域内的空气尘埃后再开始工作。

8. 调节凳子高度　确保自己的脸在前窗开口之上。

9. 关闭工作台面下方的排气阀。

10. 进行细菌涂片及培养接种工作。

11. 全部工作结束后,须让生物安全柜在无任何阻碍状态下继续工作至少5min,以清除工作区域内浮尘污染。

12. 所有接触过污染材料的物体,从安全柜中取出前,须用75%酒精擦拭或喷洒,进行表面消毒。

13. 所有开口容器,从安全柜中拿出前要盖好。

14. 工作结束后,用75%酒精擦拭安全柜操作面板表面待干燥。

15. 关闭生物安全柜玻璃门,按 紫外线灯UA 启动键,消毒时间超过30min。

16. 灭菌结束后,关闭 紫外线灯UA 、关闭 送风 、关闭 前窗 、关闭 电源 。

17. 脱防护用品

手消毒→脱鞋套→手消毒→摘护目镜/面屏→手消毒→脱手套→手消毒→脱隔离衣/防护服→手消毒→摘一次性帽子→手消毒→摘医用防护口罩(闭眼、憋气)→手消毒→流动水洗手。

（二）感染性材料(废弃物)的处置

所有废弃物品经消毒后置于盛放污染性废弃物的容器中,运送至医疗废物集中处置单位处置。

（三）溢出发生的应急处理

1. 使生物安全柜保持开启状态。

2. 滴状溢出或体积不足1ml的,可简单地用消毒剂擦洗。如大量溢出或发生破碎,则在溢出物上覆盖浸有消毒剂的吸水材料,作用大约30min以发挥消毒作用。

3. 在安全柜内对所戴手套消毒后,脱下手套。如果衣服已经污染,也要先脱下消毒。穿戴干净的手套和衣服做进一步的清洁工作。

4. 用75%酒精喷洒或擦拭安全柜内壁、工作表面以及前视窗的内侧。作用20min后,擦干消毒剂并将擦拭物置于生物危害袋中。

5. 处理溢出物时不得将头伸入安全柜内,要将脸处于前视面板后方。必要时,用消毒剂浸泡工作表面以及排水沟和接液槽。

6. 如果溢出情况需要浸泡接液槽,则不得现场清理接液槽。应报告实验室负责人后采用适当的气体消毒方式。

7. 将所有清理用物品以及防护服/隔离衣进行高压消毒。用消毒肥皂和流动水清洗手和暴露皮肤。

8. 如果溢出物流入安全柜内,可能需要对安全柜进行更为广泛的消毒处理。应立即通知实验室负责人。

（四）维护

1. 每次检验操作前后用75%酒精彻底对生物安全柜内部工作区域表面、侧壁、后壁、玻璃进行清毒,同时还应对紫外线灯和电源输出口表面进行清洁。当清洁生物安全柜内部区域时,操作人员除了手放入以外,身体的其他任何部位不能进入生物安全柜。

2. 生物安全柜每月应当做一次沉降菌监测。方法:将空气培养皿打开,放置在操作台上30min,封盖后进行细菌培养,菌落计数。

3. 每年需对生物安全柜进行专业检定,若检定不合格或HEPA过滤器的使用寿命到期,应立即更换。由于过滤器可能带有污染物,在更换前需进行消毒灭菌,封闭整个生物安全柜,使用甲醛熏蒸三天以上,方可进行更换。

4. 对紫外灯使用时间进行登记,并监测,损坏或使用寿命到期应及时更换。

5. 生物安全柜在以下情况应进行检测或验证:安装完毕使用前、被移动位置、进行检修、更换HEPA过滤器后,以及每年常规检测时,均需由有资质的单位对生物安全柜进行现场检测。测试项目包括垂直气流速度、工作窗口气流流向和流速、工作区洁净度、噪声、光照度、排风HEPA过滤器检漏等。

（五）设备故障处理

1. 照明光源或紫外线(UV)灯未亮　检查线路或灯管、镇流器等,出现故障及时更换。

2. 蜂鸣器报警　可能玻璃门过高,下调玻璃门即可;若间断报警,检查过滤器。

3. 气流警报器报警　表明安全柜的正常气流模式受到了干扰,操作者或物品已处于危险状态,应立刻停止工作,通知实验室管理员,并采取相应的处理措施。

4. 生物安全柜　出现故障立即通知实验室负责人。

【注意事项】

1. 打开风机5~10min,待柜内空气净化并气流稳定后再进行实验操作。双臂缓缓伸入安全柜内,至少静止1min,使柜内气流稳定后再进行操作。

2. 安全柜内不得存放与本次实验无关的物

品。柜内物品应按清洁区、半污染区与污染区摆放,操作过程取用方便,且三区之间无交叉。

3. 前进气格栅及周边气道口,不能被任何物品阻挡,以免干扰气流正常流动。

4. 操作时应按照从清洁区到污染区依次进行,避免交叉污染。

5. 禁止生物安全柜内使用明火,以避免火焰的热量产生气流,干扰柜内气流稳定;且明火可能损坏 HEPA 滤器。

6. 严禁使用含氯消毒剂擦拭生物安全柜,因含氯消毒剂等对生物安全柜具有腐蚀作用。

7. 前窗操作口的高度标称值应在 160～250mm 范围内。前窗开启高度超过或低于前窗操作口标称高度时,声音报警器将报警,连锁系统启动。当开启高度回到标称高度,报警声音和连锁系统自动解除。前窗开启与关闭在行程范围内的任何位置不应产生卡死现象及明显的左右或前后晃动现象,滑动应顺畅。

8. 操作期间,应避免随便移动材料,避免操作者的手臂在前方开口处频繁移动,避免工作时人员进出室内或在操作者背后走动,快速开关房门,以防止生物安全柜内气流不稳定。

9. 操作过程中,如有物质溢出或液体溅出,应于污染物品移出安全柜前,对其表面消毒。为防止污染物残留,应在工作过程中,全面消毒安全柜内表面。

【思考题】

1. 生物安全柜使用前需要准备的内容。
2. 生物安全柜使用时操作规范及注意事项。
3. 如何保持生物安全柜的洁净。
4. 生物安全柜操作结束后的要求。

(李晓征　龚道元)

实验2　实验室操作突发事故应急处置方法

【实验目的】

1. 掌握实验室常用应急处置设施的使用方法。
2. 掌握实验室操作常见突发事故的应急处置方法。
3. 熟悉实验室常用消毒物品的使用。

【实验原理】

由于操作者在实验过程中未规范操作,可导致具有高度侵袭性、传染性、致病性和破坏性的实验室生物安全事故发生,对人或动物构成严重威胁。果断、妥善地处理这些突发事故对于保证实验室安全至关重要。

【实验器材】

1. 设施与耗材橡胶手套,镊子,簸箕,洗眼器,紧急喷淋装置等。

2. 试剂 75% 酒精或者 0.5% 聚维酮碘,肥皂液,1 000～2 000mg/L 有效氯的含氯消毒液。

【实验步骤】

(一) 设备使用流程

1. 洗眼器的使用

(1) 取下洗眼器罩,将脸部凑近洗眼器,将眼睛靠近洗眼器花洒正上方。

(2) 打开水阀,用手撑住眼睑,对准水流持续、彻底冲洗。

(3) 冲洗至少 15min,必要时送医院检查处理。

2. 紧急喷淋装置的使用

(1) 直接站到紧急喷淋装置的下方,拉下拉环,做全身冲淋。

（2）冲洗至少 15min。喷淋时将被污染的衣物脱去，以免皮肤受到刺激。

（3）保证身体所有受污染的部位彻底冲洗干净。

（4）冲洗完毕后，不得再穿受污染的衣物。尽快擦干身体，注意保暖。

（5）必要时送医院检查处理。

（二）突发事故处理流程

1. 针刺伤处理流程

（1）按照规范迅速脱去手套及防护服。

（2）清洗双手和受伤部位，从伤口近心处向远心方向挤压，尽可能挤出损伤处的血液，再用肥皂液和流动水进行冲洗。

（3）局部使用消毒液如 75% 酒精或者 0.5% 聚维酮碘进行消毒，并包扎伤口。

（4）如被病毒性肝炎等传染性疾病感染的患者针头刺伤，除按流程处理外，要向上级部门报告，并在受伤时、3 个月及 6 个月时抽血检查是否被感染，定期监测，作好记录。

（5）如被艾滋病毒感染的患者针头刺伤，除按流程处理并向上级部门报告外，还需根据暴露级别和暴露源病毒载量水平实施评估及预防性用药方案。在 4h 内，最迟不超过 24h 进行预防用药，并进行医学观察一年。在受伤当天、4 周、8 周、12 周、6 个月、12 个月查 HIV 抗体，每次均需作好记录。

2. 化学灼伤的处理流程

（1）眼睛灼伤

1）立即在现场使用洗眼器，对眼睛冲洗 15min 以上，再用生理盐水连续冲洗。

2）冲洗时需翻开眼睑。

3）必要时，上述处理后立即到医院诊疗。

（2）皮肤灼伤

1）立即撤离现场，迅速脱去被化学物污染的衣、裤、鞋袜等。

2）拭去创面上的化学物质，立即用大量流水冲洗 15min 以上。

3）皮肤灼伤冲洗完后可再用中和剂，中和时间不易过久，之后再用流水冲洗。

4）化学灼伤冲洗完毕，立即送医院诊疗。

5）及时确认是否伴有化学物质中毒，并按救治原则及时治疗。

3. 感染性物品泼洒处理流程

（1）戴手套，穿防护服，必要时需进行面部和眼睛防护。

（2）用布或纸巾覆盖并吸收溢出物。

（3）如表面被样品污染，用含 1 000ml/L 有效氯的消毒液清洗擦拭；如表面被病毒或结核杆菌污染，用含 2 000ml/L 有效氯的消毒液清洗擦拭。并立即覆盖周围区域。

（4）将消毒液作用 30min 后，进行清理。清理方式：从溢出区域的外围开始，向中心处理。

（5）对溢出区域再次清洁并消毒（如有必要，重复第 2~4 步）。

（6）若含有碎玻璃或其他锐器，则使用镊子、簸箕或硬的厚纸板来收集处理过的物品。

（7）待污染材料置于防漏、防刺透的废弃物处理容器中。

（8）消毒处理后，通知负责人目前溢出区域的清除污染工作已经完成。

【注意事项】

（一）针刺伤处理注意事项

1. 可由另一位工作者戴上洁净手套按规定程序协助其对伤口进行消毒处理。

2. 禁止在伤口的局部挤压，以免损伤局部组织。

（二）化学灼伤的处理注意事项

洗眼时动作不要太猛，以免损伤眼睛。忌用稀酸中和溅入眼内的碱性物质，反之亦然。对因溅入碱性金属、溴、磷、浓酸、浓碱或其他刺激性物质的眼睛灼伤者，急救后必须迅速送往医院检查治疗。

（三）物品泼洒的注意事项

发生泼洒后先告知在实验室的其他工作人员被污染的区域，必要时需将人员撤离；放置醒目的警示牌在被污染的区域，警告实验室工作人员勿靠近。

（四）洗眼器与紧急喷淋装置的使用注意事项

1. 洗眼器与紧急喷淋设施最好安装在 10s 内能快步到达的区域范围内，并在四周有醒目的标志。

2. 定期进行对紧急喷淋和洗眼器检查及保养。

【思考题】

1. 设计针刺伤应急演练流程。
2. 设计化学灼伤应急演练流程。
3. 在实验室操作过程中发生感染性物品泼洒,如何处理?

(李晓征 李 锐)

实验3 消毒灭菌技术

【实验目的】

1. 掌握常用消毒灭菌的基本操作方法。
2. 熟悉常用消毒灭菌法的基本原理及应用。

【实验原理】

消毒是指用物理或化学方法杀灭或清除传播媒介上的病原微生物,使其达到无害化。灭菌是指用物理或化学方法杀灭传播媒介上的所有微生物,使其达到无菌(GB15980)。灭菌可以杀灭包括消毒无法处理的芽孢在内的所有微生物。因此,灭菌可包括消毒,而消毒不能替代灭菌。

1. 高温灭菌原理　属物理方法灭菌,主要是通过高温高压使细胞原生质破坏变性,从而杀灭各种微生物。

2. 紫外线灭菌法原理　利用紫外线破坏细胞DNA,从而达到消毒灭菌的效果。波长 250~265nm 的紫外线可导致双链DNA的胸腺嘧啶形成胸腺嘧啶二聚体和胞嘧啶水合物,干扰和抑制微生物DNA的正常复制,具有杀菌效果。

3. 滤过除菌法原理　是指通过机械作用滤除液体或气体中的细菌。对于有些不耐热的液体、疫苗、抗生素、糖类溶液等,不宜用高温加热法灭菌,常用细菌过滤器除菌。细菌过滤器孔径极小,可阻挡细菌通过。

4. 化学药剂消毒灭菌原理　是指应用能抑制或杀死微生物的化学制剂进行消毒灭菌的方法。常用试剂如酒精、碘酒、次氯酸、新苯扎氯铵等均属于此类。

【实验器材】

电热干燥箱,全自动高压蒸汽灭菌锅,紫外灯管,成品微孔滤膜过滤器,碘酒和75%酒精等。

【实验步骤】

(一) 高温灭菌法

1. 灼烧与火焰灭菌法

(1) 适用范围:灼烧主要用于接种工具(接种环、针、刀、剪)灭菌;火焰灭菌通常用于试管口、玻璃瓶口等的无菌操作中;污染的纸张、残渣、医疗废物、实验动物等可用焚烧灭菌。

(2) 接种环灼烧灭菌步骤

1) 准备好酒精灯,点燃。

2) 灼烧灭菌:按图 3-1 顺序操作,①将接种环置于酒精灯内焰附近加热(或将接种环置于离外焰一定距离处烧烤),至接种环受热完全干燥;②将接种环移至外焰加热(彻底杀灭细菌);③再对接种环和手柄之间部位进行灼烧灭菌。

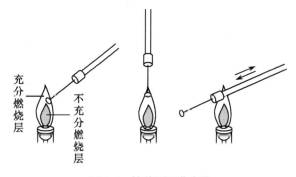

图 3-1　接种环灭菌步骤

2. 干热灭菌法

(1) 适用范围:穿刺包、玻璃器皿、金属用品等耐高温又不适合其他灭菌方法的物品灭菌。

（2）灭菌方法：把待灭菌的物品包装好，放入电热干燥箱中烘烤，加热到 160℃ 2h 或 170℃ 1h。

3. 巴氏消毒法

（1）适用范围：巴氏消毒法可以杀灭物品中的无芽孢病原菌和部分微生物营养体，又不破坏物品性状品质，常用于血清、牛奶、饮料、葡萄酒等的消毒处理。

（2）操作步骤：将待消毒物品 60~68℃ 加热 30min，或 70℃ 加热 15~30s，其杀菌时间更短，工作效率更高。

4. 煮沸消毒法

（1）适用范围：主要用于玻璃器皿、玻片、日常用具等。

（2）操作步骤：将待消毒物品直接置于水中，煮沸至 100℃ 维持 30min，杀死大部分微生物后再清洗干燥。

5. 高压蒸汽灭菌法

（1）适用范围：可杀灭包括芽孢在内的所有微生物，是灭菌技术中应用最广、效果最好的高温灭菌法之一。

（2）操作步骤

1）检查高压蒸汽灭菌锅的外观和性能：仪表是否完好，使用年限，电源是否畅通等。

2）加水：根据使用说明书，打开灭菌锅盖，向锅内加入适量去离子水或开水，无论待灭菌物品有多少，加水均需在高低水位线内。

3）放入待灭菌物品：将待灭菌物品包装好后放入灭菌篮中，不可放得太多太紧，一般不超过容积的 2/3，以免影响蒸汽流通。

4）盖上高压蒸汽灭菌锅锅盖：旋好锅盖开关，检查锅盖是否盖好，不可过紧或过松，过紧容易使密封圈损坏，过松易漏气。

5）选择灭菌温度、时间和灭菌压力：根据灭菌物品的性质，选择合适的灭菌时间、温度和压力。一般手术器械、金属物品、玻璃器皿、普通培养基等选用高磅（121℃，1kg/cm² 或 15Ib/in²）灭菌 15~20min，若有易被热破坏的物品（如糖类、醇类、氨基酸等），选用低磅（112℃，0.5kg/cm² 或 8Ib/in²）灭菌 20~30min。

6）灭菌完毕处理：当消毒灭菌过程完毕待压力表显示压力降为零后，关闭电源，慢慢打开锅盖，取出灭菌物品，千万不可在压力未完全降至零

时打开锅盖，以免液体沸腾冲出。灭菌完毕，排出锅内余水，擦干密封圈和内壁上的水汽，作好高压锅的保养工作。

7）检查灭菌效果：高压灭菌锅的灭菌效果通常有两种方法检验：一种为化学指示剂法，将化学指示卡片或胶带放入待灭菌物品中，经一个灭菌周期后取出，根据其颜色和性状的改变判断是否达到灭菌效果。另一种为生物监察法，用嗜热脂肪芽孢杆菌作为指示菌，将该菌片装入小纸袋内，和待灭菌物品一同灭菌，结束后取出，接种于培养基上，观察培养基颜色变化。

8）灭菌物品保存：将已灭菌物品写好灭菌时间，放在干燥阴暗地方保存，培养基放在 4℃ 冰箱或冷库中保存，根据密封程度和保存条件，一般有效期为 7 天至半年。

（二）紫外线灭菌法

1. 适用范围　因紫外线消毒穿透力差，通常只适用于空气和物品表面消毒。一般紫外线灭菌利用紫外灯进行。当消毒物品表面时，紫外线灯距照射物 1m，空气消毒时，根据房间大小，选择一个或多个紫外灯照射。

2. 操作步骤（以紫外线杀灭培养基细菌为例）

（1）取普通琼脂平板培养基 1 块，用接种环或无菌棉签蘸取大肠埃希菌肉汤培养物，均匀接种于整个平板表面。

（2）将平板置于紫外灯下 20cm 处，打开一半平板盖，覆盖一部分培养基，另一部分暴露在紫外灯下。

（3）打开紫外灯开关，照射 30min。

（4）关闭紫外灯，将平板盖好，置入 37℃ 恒温箱中培养 18~24h，观察结果。

（5）取出平板，可见紫外灯照射部分没有细菌生长，而被平板盖遮挡部分细菌生长良好。

（三）滤过除菌法

1. 适用范围：该法最大的优点是可以不破坏液体中的成分，常用于细胞培养液、血清、疫苗、抗生素等物质的除菌。常用的过滤器有蔡氏滤菌器、玻璃滤菌器、滤膜滤菌器等。

2. 操作步骤（以少量溶液除菌为例）

（1）可选用成品的微孔滤膜过滤器，常用的滤膜孔径为 0.22μm，成品微孔滤膜器已经灭菌

处理。

（2）小心打开包装,将待除菌溶液吸入针筒,排除针筒内空气。

（3）连接微孔滤膜器的入口,将滤器出口连接一无菌容器,轻轻推动针筒内塞,让溶液缓缓流过滤器。

（4）滤膜孔径很小,可将各种微生物阻留在滤孔上,但溶液分子可以通过滤膜。此外,滤膜经过处理后含大量的阳性电荷,而绝大多数微生物表面富含阴性电荷,也可将微生物吸附在滤膜表面。因病毒分子太小,故过滤器可以除去细菌不能除去病毒。

（四）化学消毒剂灭菌法

1. 适用范围皮肤消毒常选用刺激性小的化学制剂,如75%酒精、碘酊、聚维酮碘等,物品表面或地面常用次氯酸、酚类、新苯扎氯铵等。

2. 操作步骤(以碘酒和75%酒精消毒手指皮肤为例)

（1）取普通营养琼脂平板一块,用记号笔在平板底部划出3等份,分别标记1、2、3。

（2）以左手示指为代表进行检查。在未洗手前用左手示指在平板1区轻轻滚动按压,注意勿压破琼脂。

（3）在流水下用洗手液和毛刷充分刷洗左手示指至少3min,以流水洗净洗手液,晾干手指,勿接触其他物体,继而用该手指在平板2区轻轻滚动按压,注意勿压破琼脂。

（4）将该手指用碘酒棉球擦拭消毒,并用75%酒精棉球再擦拭一遍,晾干手指,继而在平板3区轻轻滚动按压,注意勿压破琼脂。

（5）盖好平板,倒扣,置于37℃恒温箱中培养18~24h。

（6）观察平板各区内有无微生物生长,如有生长,计数生长的菌落数并记录,比较洗手前、洗手后、消毒后微生物数的变化。

【注意事项】

1. 使用电热干燥箱时需注意

（1）玻璃器皿如吸管、滴管、培养皿、培养瓶等在灭菌前应洗净晾干,最好用金属套筒包装,避免带有水滴,否则遇高温易炸裂。

（2）灭菌物品在箱中不要堆放太满,物品之间留有一定空隙,一般不超过总容量的2/3。

（3）灭菌温度控制在160~170℃,不宜超过180℃,否则纸或棉织品等纤维材料会被烤焦甚至燃烧。

（4）灭菌完毕后等其自然降温至50℃以下再打开箱门取出物品,以免打开箱门骤然降温使玻璃器皿炸裂。

2. 使用高压灭菌锅灭菌时需注意

（1）严格按照操作说明书进行,严防事故发生。

（2）切勿让物品堵住安全阀的排气口,以免出现异常情况时安全阀无法排气泄压。

（3）开启腔盖前务必确认压力表读数为"0MPa";当灭菌腔内压力高于"0MPa"时,千万别试图开启腔盖、排气阀,否则将导致高压蒸汽喷出伤人。

（4）往灭菌腔中加入蒸馏水时,切勿将水漏到控制电路中,以免造成电击事故或其他故障。

（5）当使用清洁袋或其他袋子时,请将袋子先放置于不锈钢提篮内,然后再放入灭菌腔中,否则可能影响温度的精确控制。

（6）从灭菌腔内取出物品时,须戴上隔热手套。

（7）如发生异常情况(如异常声音、气味、烟雾),请立即关掉电源,注意观察,注意人身安全。

3. 使用紫外线灭菌时,由于紫外线对人的眼睛和皮肤有伤害,所以应注意避免暴露在紫外线照射下。

【思考题】

1. 常用的消毒灭菌法各有什么优缺点?

2. 对于手术衣、培养基、血平板、培养液、操作台、玻璃器皿,分别适用于什么消毒?

3. 消毒和灭菌有什么异同?

（刘　文　李　锐）

实验 4　纯水的制备与水质监测

【实验目的】

1. 掌握纯水仪制备纯水的原理和使用方法。
2. 掌握纯水质量的检测方法和电导仪的使用。

【实验原理】

纯水的制备方法包括蒸馏法、电渗法、离子交换法、活性炭吸附法、反渗法、超过滤法等。为提高纯水的制备效率,目前实验室常使用集多种净化技术于一体的纯水器系统,其工作流程见表4-1。

实验用纯水习惯上以制备方法进行分类,如蒸馏水、去离子水、超纯水等,但这类方法不能反映实验用水的质量。判断实验用水的质量是否符合要求,可参照国家标准《分析实验室用水规格和试验方法》(GB/T 6682-2008)中对实验室用水的要求(表4-2)。或参照 CLSI 2006 年发布指南文件 C4-A4,其中推荐的临床实验室试剂级纯水指标为:①电阻率:$\geq 10M\Omega \cdot cm(25℃)$;②微生物:$<10CFU/ml$;③有机物:$<500\mu g/L$;④颗粒物:经过 $0.22\mu m$ 微孔膜过滤。

实验室纯水的监测参照国家标准 GB/T 6682-2008 分别从 pH、电导率、可氧化物质、吸光度、蒸发残渣和可溶性硅的含量等 6 个指标进行分析。

表 4-1　纯水器系统工作流程

	流程	作用
1	城市自来水	提供源水,当自来水水压不足时可增加加压泵
2	前级过滤器($10\mu m$)	去除铁锈、其他悬浮物
3	活性炭过滤器	吸附余氯、细菌及某些金属
4	软水器	去除 Ca^{2+}、Mg^{2+},需要定期再生
5	反渗透仪	可滤除 95% 以上的电解质和大分子化合物,包括胶体微粒和病毒等
6	紫外线杀菌器(UV)	杀菌;分解其他不易被吸附的小有机物如甲醇
7	去离子纯化器(DI)	离子交换,进一步纯化,除去 NaCl
8	纯水	临床实验室用水通常要求电阻率 $\geq 1M\Omega \cdot cm$

表 4-2　实验室用水的水质规格(GB/T 6682-2008)

名称	一级水	二级水	三级水
pH 范围	–	–	5.0~7.0
电导率(25℃),mS/m	≤ 0.01	≤ 0.10	≤ 0.50
可氧化物含量(以 O 计),mg/L	–	≤ 0.08	≤ 0.40
吸光度(240nm,1cm 光程)	≤ 0.001	≤ 0.01	–
蒸发残渣(105℃±2℃),mg/L	–	≤ 1.0	≤ 2.0
可溶性硅(以 SiO_2 计),mg/L	≤ 0.01	≤ 0.02	–

注1:由于一级水、二级水纯度下,难以测定其真实的 pH,因此对一级水、二级水 pH 的测定范围不做规定。

注2:由于在一级水的纯度下,难以测得可氧化物质和蒸发残渣,对其限量不做规定。可用其他条件和制备方法来保证一级水的质量。

注3:电导率=1/电阻率,10mS/m=0.1M$\Omega \cdot cm$。

【实验器材】

1. 设备与耗材纯水器,pH 计,紫外分光光度计,电导率仪,蒸发残渣测定仪,温度计,烧杯,蒸发皿,恒温水浴,电烘箱(温度可达105℃±2℃),分析天平(分度值0.1mg)。

2. 试剂

(1) 可氧化物质测定试剂:20%硫酸溶液(按GB/T 603-2002 方法配制),高锰酸钾标准滴定溶液[c(1/5KMnO₄) = 0.01mol/L](按 GB/T 601-2016 方法配制)。

(2) 可溶性硅测定试剂:0.01mg/ml 和 1mg/ml 的二氧化硅标准溶液(GB/T 602-2002 方法配制),50g/L 钼酸铵溶液,2g/L 对甲氨基酚硫酸盐溶液,50g/L 草酸溶液。

3. 样本纯化前水样,纯化后水样。

【实验步骤】

(一) 纯水器制备纯水

1. 开机与自动运行　在每天正常使用情况下,开机后无须关机,进水阀门保持开启状态。仪器依据纯水箱水位或纯水罐压力变化情况自动运行,低水位状态启动制水,高水位状态停机。

(1) 准备:先检查和纯水器相连的进水管路、纯水管路、纯水龙头、供电电源是否正常。检查按钮是否处于关闭状态。

(2) 打开进水阀门:原水压力表应>0.1MPa。检查管路阀门是否有漏液。

(3) 开机:将电源插头插入带有接地线的220V 电源插座上,打开电源开关,电源指示灯亮。再打开泵开关,仪器进入自动运行状态。随后,检查管路阀门是否漏液。若纯水箱缺水,仪器便自动运行,自动加水。这时运行指示灯亮,可听到水泵运行声音。

(4) 设备调节:调节纯水器的压力使反渗透压力达到设定值,调节纯水与废水分配比例使纯水回收率达到设定值,观察纯水流量、电导率是否符合要求。运行状态下进水压力和原水压力差均>0.05MPa。

2. 关机　先逆时针旋转水泵开关,再关闭电源开关。此时仪器内部的进水电磁阀自动切断水路,故可不关闭原水管路阀门。

(二) 水质检验

1. pH

(1) pH 计校准:以 pH 为 5.0~8.0 的标准溶液校正 pH。

(2) pH 测定:将 100ml 纯水注入烧杯中,插入电极,按照说明书规定的操作步骤操作,测出水样的 pH。

2. 电导率

(1) 电导率仪参数设定:选用配备电极参数为(0.01~0.1)cm⁻¹ 的电导池,并具有温度自动补偿功能。

(2) 电导率测定:按照电导率仪说明书进行测量。

3. 可氧化物质

(1) 水样酸化:量取 1 000ml 纯化后水样,注入烧杯中,加入 5ml 20%硫酸溶液,混匀。量取 200ml 纯化前水样,注入烧杯中,加入 1ml 20%硫酸溶液,混匀。

(2) 可氧化物质测定:在上述已酸化的试液中分别加入 1ml 高锰酸钾标准滴定溶液[c(1/5KMnO₄) = 0.01mol/L],混匀,盖上表面皿,加热至沸腾并保持 5min,溶液的粉红色不会完全消失。

4. 吸光度

采用紫外分光光度计,按照国家标准 GB/T 9721-2006 化学试剂分子吸收分光光度法通则"紫外和可见光部分"的规定测定。

(1) 仪器条件:石英吸收池(光程 1cm、2cm)。

(2) 测定方法:将水样分别注入 1cm 及 2cm 吸收池中,于 254nm 处,以 1cm 吸收池中水样为参比,测定 2cm 吸收池中水样的吸光度。若仪器的灵敏度不够时,可适当增加测量吸收池的光程。

5. 蒸发残渣

(1) 量取 1 000ml 纯化后水样、500ml 纯化前水样,分别将水样分数次加入旋转蒸发器的蒸馏瓶中,于水浴上减压蒸发。待水样最后蒸发至约 50ml 时,停止加热。

(2) 将上述预浓集的水样,转移至一个已于 105℃±2℃恒温的蒸发皿中,并用 5~10ml 水样分 2~3 次冲洗蒸馏瓶,将洗液与预浓集水样合并于蒸发皿中,采用蒸发残渣测定仪测定。

(3) 计算:蒸发残渣质量百分数 ω,数值以%表示,按公式 4-1 计算。

$$\omega = \frac{m_2 - m_1}{\rho \cdot V} \times 100 \qquad (公式4\text{-}1)$$

式中：m_2 为残渣和空皿质量的数值（g）；m_1 为空皿质量的数值（g）；ρ 为水的密度（g/ml）；V 为吸取的水样体积（ml）。

6. 可溶性硅

（1）测定方法：量取 520ml 纯化后水样、270ml 纯化前水样，分别注入铂皿中，亚沸蒸发至约 20ml，停止加热，冷却至室温，加 1ml 钼酸铵溶液（50g/L），摇匀。放置 5min 后，加 1ml 草酸溶液（50g/L），摇匀。放置 1min 后，加 1ml 对甲氨基酚硫酸盐溶液（2g/L），摇匀。转移至 25ml 比色管中，稀释至该度，摇匀，于 60℃ 水浴中保温 10min。目视观察，试液所呈蓝色不得深于标准比色液。

（2）标准比色液的制备：量取 0.5ml 二氧化硅标准溶液（0.01mg/ml），用水稀释至 20ml。标准比色液与检测的一级水和二级水同时采用同样的方法处理。

【数据记录与处理】

纯水水质监测记录于表 4-3 中。

表 4-3　纯水水质监测记录表

检测指标	检测结果	结果判断
pH 范围		符合 GB/T 6682-2008 纯水级别为：
电导率（25℃），mS/m		
可氧化物含量（以 O 计），mg/L		符合 CLSI 2006C4-A4 纯水级别为：
吸光度（240nm，1cm 光程）		
蒸发残渣（105℃±2℃），mg/L		
可溶性硅（以 SiO_2 计），mg/L		

【注意事项】

1. 纯水作为医院实验室用量最大的试剂，是许多物质进行化学反应和能量交换的必要介质。水的纯度是否合格将直接影响测量结果的可靠性，影响到临床的诊断和治疗。因此，必须高度重视纯水质量，应意识到纯水质量是获得其他检测准确结果的首要条件。

2. 许多实验室纯水设备陈旧老化，所产纯水不能满足标准要求，必须更新设备或改造程序。此外，要加强对制备、购进纯水的运输、保存与使用的监控；如使用高压聚乙烯容器贮存电导率 0.08μs/cm 的纯水，两周后电导率会上升到 0.1μs/cm。

3. 纯水器等实验室纯水系统的使用寿命与水质、日常维护有着紧密的联系，水质差、日常不注意清洗维护会缩短纯水器的使用期。

4. 纯水器的水箱及 RO 膜的表面极易产生菌膜。菌膜会影响纯水器的运转，如造成滤膜阻塞、内压升高、系统漏水及增压泵损坏；菌膜也会造成离子交换树脂无法正常工作；菌膜还会阻塞 RO 膜，使其无法正常工作。

5. 应定期消毒 RO 膜，定期清洗水箱，及时更换耗材，避免菌膜的产生并使纯水器保持最佳状态，保持实验结果在无污染背景下的高一致性，为临床的诊断和治疗提供准确的数据支持。

6. 电导率大小与温度有关，实验所测电导率应为标准 25℃ 时测得的。

7. 每次测定电导率之前，都需用待测水样仔细冲洗其电极。

【思考题】

1. 纯水的监测一般需要检测哪些指标？
2. 简述纯水器系统的工作流程和作用机制。
3. 如何根据实验项目来合理选择不同级别的实验用水？

（高　波　胡志坚）

实验 5　常用玻璃器皿的洗涤、干燥与存放

【实验目的】

1. 掌握常用玻璃器皿的洗涤、干燥方法及存放条件。

2. 熟悉特殊洗涤液的配制。

【实验原理】

实验过程中需要使用到各种玻璃器皿，这些玻璃器皿清洁与否将直接影响实验结果的准确性。利用各种洗涤液，通过物理和化学方法，除去玻璃器皿上的污物，干燥后分门别类存放，实验时取用。

【实验器材】

1. 洗涤液

（1）常用洗涤液：肥皂水，去污粉，洗衣粉，洗洁精，有机溶剂等；

（2）特殊洗涤液：重铬酸钾洗液（$K_2Cr_2O_7$），铬酸洗液，工业盐酸，纯酸洗液，碱性洗液，氢氧化钠-酒精（或异丙醇）洗液，碱性高锰酸钾洗液，酸性草酸或酸性羟胺洗液，硝酸-氢氟酸洗液，碘-碘化钾洗液等。

2. 常用玻璃器皿　烧杯，锥形瓶，试管，载玻片，量筒，容量瓶，比色皿，培养皿，刻度吸管等。

【实验步骤】

（一）特殊洗涤液的配制及用途

1. 重铬酸钾（$K_2Cr_2O_7$）洗液　在酸性溶液中，重铬酸钾氧化性很强，对玻璃器皿又极少有腐蚀作用，在实验室内广泛使用。各实验室配制浓度略有不同，配方见表 5-1。

2. 铬酸洗液　将 20g 重铬酸钾溶于 40ml 蒸馏水中，冷却后，慢慢加入 360ml 工业浓硫酸。用少量洗液刷洗或浸泡一夜，可清除器壁上残留的油污，洗液可重复使用。

3. 工业盐酸［浓或（1∶1）］洗液　清除碱性物质及大多数无机物残液。

表 5-1　不同浓度重铬酸钾洗液配方

试剂	配方一（强洗液）	配方二（中强洗液）	配方三（弱洗液）
重铬酸钾	10g	10g	10g
蒸馏水	20ml	100ml	100ml
浓硫酸	180ml	100ml	10ml

强洗液的配制方法：称取 10g $K_2Cr_2O_7$ 于 500ml 烧杯中，用约 20ml 蒸馏水加热溶解，冷却后，将烧杯置冷却水中，缓慢地将 180ml 浓 H_2SO_4 加入 $K_2Cr_2O_7$ 溶液中。

4. 纯酸洗液　1∶1、1∶2 或 1∶9 的盐酸或硝酸（清除 Hg、Pb 等重金属杂质），清除微量的离子。

5. 碱性洗液　10% 氢氧化钠水溶液，加热后使用，去油效果较好，加热时间太长会腐蚀玻璃。

6. 氢氧化钠-酒精（或异丙醇）洗液　120g 氢氧化钠溶于 150ml 水中，用 95% 酒精稀释至 1L，可清除油污及某些有机物。

7. 碱性高锰酸钾洗液　将 4g 高锰酸钾溶解于少量水中，再加入 100ml 10% 氢氧化钠溶液，贮于带胶塞玻璃瓶中，可清洗油污或其他有机物质。洗后器壁沾污处有褐色二氧化锰析出，再用浓盐酸或草酸洗液、硫酸亚铁、亚硫酸钠等还原剂去除。

8. 酸性草酸或酸性羟胺洗液　将 10g 草酸或 1g 盐酸羟胺，溶于 100ml（1∶4）盐酸溶液中，清除氧化性物质如高锰酸钾洗液洗涤后析出的二氧化锰，必要时加热使用。

9. 硝酸-氢氟酸洗液　将 50ml 氢氟酸、100ml 硝酸、350ml 水混合，贮于塑料瓶中盖紧，利用氢氟酸对玻璃的腐蚀作用有效地去除玻璃、石英器皿表面的金属离子。不可用于洗涤量器、玻璃砂芯滤器、吸收器及光学玻璃零件。

10. 碘-碘化钾洗液　将 1g 碘和 2g 碘化钾溶于水中，并稀释至 100ml，去除黑褐色硝酸银黏污物。

11. 有机溶剂　汽油、二甲苯、乙醚、丙酮、二氯乙烷等，可用来清除油污或可溶于该溶剂的有机物质，使用时要注意其毒性及可燃性。

12. 酒精、浓硝酸洗液　不可事先混合，主要用于使用一般方法很难洗净的少量残留有机物。于容器内加入不多于 2ml 的酒精，加入 4ml 浓硝酸，静置片刻，立即发生激烈反应，放出大量热和二氧化氮，沙利度胺止后再用水冲洗。操作应在通风柜中进行，作好防护。

（二）玻璃器皿洗涤

1. 洗涤的一般步骤

（1）新购置的玻璃器皿：新购置的玻璃器皿有游离碱存在，须置 1%~2% 稀盐酸中浸泡 2~6h，除去游离碱，再用流水冲洗干净；容量较大的器皿经水洗净后注入少量浓盐酸，使其布满整个容器内壁，数分钟后倾出盐酸，再用流水冲洗干净，最后用蒸馏水冲洗 2~3 次。

（2）使用过的玻璃器皿

1）一般玻璃器皿，如试管、载玻片、烧杯、锥形瓶等，用自来水洗刷后用肥皂水或去污粉刷洗，再用自来水反复冲洗，去尽肥皂水或去污粉，最后用蒸馏水淋洗 2~3 次。

2）容量分析仪器：刻度吸管、滴定管、容量瓶、量筒等，先用自来水冲洗，晾干后，再用铬酸洗液浸泡数小时，捞出后再用自来水充分冲洗，最后用蒸馏水淋洗 2~3 次。

3）凡沾有染料的玻璃器皿，先用自来水初步洗净，沥干，再放入重铬酸钾洗液中浸泡可以除去；如果使用 3% 盐酸酒精洗涤效果更好。

4）黏附有血浆的刻度吸管等，可先用 45% 尿素浸泡使血浆蛋白溶解，然后用蒸馏水冲洗干净，如不能达到洁净要求，则可浸泡于重铬酸钾清洁液中 4~6h，再用蒸馏水洗涤干净，也可先用 1% 氨水浸泡使血浆膜溶解，再依次用 1% 稀盐酸、自来水、蒸馏水冲洗。

2. 比色皿的洗涤　比色皿的洁净与否会直接影响到分光光度法检测结果的准确性，因此，比色皿的洗涤非常重要。通常情况下，比色皿使用完毕后立即用自来水冲洗，然后再用蒸馏水洗涤 2~3 次，倒置在洁净的滤纸上晾干。如果比色皿被污染，用上述方法不能洗净，则根据比色皿盛装的溶液性质，选择能中和溶解的并保证不损坏比色皿结构和透光性能的液体进行洗涤。

（1）比色皿中盛装的是酸性溶液，可用弱碱性溶液洗涤；比色皿中盛装的是碱性溶液，可用弱酸性溶液洗涤；比色皿中盛装的是有机物，可用有机溶剂洗涤，如酒精。

（2）上述方法均不能洗净的比色皿，可采用下列方法洗涤：①将比色皿浸入含有少量阴离子表面活性剂的碳酸钠溶液中，捞出后用流水冲洗，再浸入过氧化氢和硝酸（5:1）混合液中 30min，捞出后流水冲洗干净，蒸馏水洗涤 2~3 次。②在通风橱中用盐酸、水和甲醇（1:3:4）混合液浸泡洗涤，不超过 10min，捞出后用流水冲洗干净，蒸馏水洗涤 2~3 次。

3. 培养皿的洗涤

（1）盛装固体培养基的培养皿，应先去除固体培养基，再使用毛刷和洗涤剂逐个刷洗培养皿，流水冲洗，最后用纯水洗涤 2~3 次；

（2）带病原菌的培养物应先行高压蒸汽灭菌，灭菌完成后逐个取出培养皿，趁热用热水快速冲洗一遍，再使用毛刷和洗涤剂逐个刷洗培养皿，流水冲洗，最后用纯水洗涤 2~3 次。

4. 特殊的洗涤方法

（1）当使用碱性酒精洗涤或铬酸洗液浸泡 8h 以上均无法清洗干净油污等有机物时，可加入碱性高锰酸钾洗液浸泡 30min 后清洗，再用酸性硫酸亚铁洗液或维生素 C 洗液洗涤，然后用自来水冲洗，最后用蒸馏水洗涤 2~3 次；

（2）蒸汽洗涤：将烧瓶安装一支蒸汽导管，把待洗涤的容器倒置在上面用水蒸气吹洗；

（3）某些测量痕量金属的分析对器材要求很高，要求去 μg 级的杂质离子，洗净后的玻璃器皿需要置于 1:1 盐酸或硝酸中浸泡数小时至 24h，捞出后用纯水冲洗干净。

（4）超声清洗：对于小容量的玻璃容器（非量具），如 HPLC 用小瓶，无法用刷子刷洗，也不太容易灌入液体清洗，可采用超声清洗。超声清洗前应先用水洗去除可溶性物质、部分不溶性物质和灰尘，再注入一定浓度的洗洁精溶液，置烧杯中，超声清洗 10~30min，水洗去除洗涤液，再用纯水超声清洗 2~3 次。对于其内有难溶于水的物质或油污的玻璃容器，应先用合适的有机溶剂冲洗第一遍，再如上进行超声清洗。

5. 洗涤效果检验　清洗后的玻璃器皿内壁能被水均匀地湿润而无水的条纹，且无水珠挂壁则洗涤效果好。

（三）玻璃器皿的干燥

实验室不同的实验对玻璃器皿的干燥有不同的要求，比如烧杯、锥形瓶等清洗干净后即可使用；而用于定量分析或无水分析的玻璃器皿则要求必须是干燥的。根据实验要求，有以下三种不同的干燥方法。

1. 晾干　实验对水分没有要求或不着急使用的玻璃器皿，可在蒸馏水清洗干净后倒置在无尘处沥干水分,达到自然晾干;比色皿洗净后倒置在滤纸上晾干。

2. 烘干　清洗干净的玻璃器皿控去水分,放置在恒温干燥箱内烘干,干燥箱温度设置为105~110℃,烘1h。也可放置在红外灯干燥箱内烘干。此方法适用于一般玻璃器皿。带实心玻璃塞或厚壁玻璃器皿烘干时要慢慢升温,避免受热不均引起破裂。

3. 冷(热)风吹干　对于急于干燥或不适于放入干燥箱内的较大仪器可采用吹干的方法。通常使用少量的酒精、丙酮倒入控去水分的玻璃器皿中晃动摇洗,倾倒后再加入少量乙醚,晃动摇洗后,用电吹风吹,先使用冷风吹1~2min,再用热风吹至干燥,最后用冷风吹出残余蒸汽。

(四)玻璃器皿的存放

玻璃器皿的存放应分门别类,便于取用,没有特殊存放要求的玻璃器皿可统一存放在试剂柜中。

1. 刻度吸管洗净干燥后应放置在防尘盒中。

2. 比色皿晾干后应放置在比色皿盒或洁净的器皿中。

3. 需长期保存的磨口器皿要在塞子和磨口间垫一纸片,以免日久黏住。

4. 成套器皿如索氏萃取器、气体分析器等洗净后放在专门的纸盒里保存。

【注意事项】

1. 配制特殊洗涤液时,尤其是含强酸和/或强碱性溶液时,要注意作好个人安全防护工作。

2. 配制重铬酸钾洗液和铬酸洗液时,只能缓慢地将浓H_2SO_4加入水中(千万不能将水或溶液加入H_2SO_4中),边倒边用玻璃棒搅拌,注意不要溅出,混匀,冷却后装入酸缸备用。新配制的洗液为红褐色,氧化能力很强。当洗液用久后变为黑绿色,即说明洗液无氧化洗涤力,应废弃处理,重新配制。

3. 所有器皿在使用重铬酸钾清洁液浸泡前,必须用清水冲洗,然后将水沥干,再用洗涤液浸泡,这样可以减少洗涤液的变质。

4. 洗涤液废液必须经无害化处理后方可排放。

5. 一般染料多呈碱性,故不宜用肥皂水或碱性洗液。

6. 比色皿避免用碱液或强氧化剂清洗,切忌用试管刷或粗糙布(纸)擦拭。

7. 清洗带磨口塞的仪器(如容量瓶、比色管)最好在清洗前就用橡皮筋或线绳把塞和管口拴好,以免打破塞子或互相弄混。

8. 选择合适的干燥方法进行玻璃器皿的干燥,量筒、容量瓶等量具量器不可放置在干燥箱内烘干。

【思考题】

1. 新购置的载玻片应该怎样清洗?

2. 盛装血液标本的试管应该怎样清洗?

3. 已经进行过细菌培养的培养皿应该怎样清洗?

(刘　艳　罗小娟)

实验6　电子天平的使用与称量

【实验目的】

1. 掌握电子天平的称量方法及使用注意事项。

2. 熟悉电子天平的原理、结构和分类。

【实验原理】

准确称量是保证实验结果准确性和可靠性的基础。以杠杆原理设计制造的天平称为机械天平,以电磁力平衡原理设计制造的称为电子天平。电子天平利用现代电子技术,将秤盘与通电线圈连接,当秤盘负载时,在重力作用下,线圈产生与重力大小相等、方向相反电磁力,传感器输入相应的电信号,经过整流、放大,系统对电信号进行处理,在显示屏上显示物体的重量。电子天平具有自动检测、自动校准以及超载保护功能、称量速度快、操作简单等优点,现已被广泛使用。

【实验器材】

电子天平,称量纸,称量瓶,粉末样品,药匙,小烧杯。

1. 电子分析天平的结构内部件包括放大器、电流控制电路、位置检测器、线圈、磁钢等,外部件包括称盘、操作键、显示屏、水平仪、防风罩、地脚螺栓等,见图6-1。

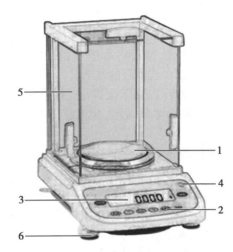

图6-1 电子分析天平示意图

1. 秤盘;2. 操作键;3. 显示屏;4. 水平仪;5. 防风罩;6. 地脚螺栓

2. 电子分析天平的分类一般按称量精度分:超微量电子天平、微量电子天平、半微量电子天平、常量电子天平、精密电子天平等。

【实验步骤】

(一)电子分析天平使用

1. 选择合适的天平 电子天平有两种分度值:d是实际(标尺)分度值,指相邻两个示值的差,即天平的最小刻度,代表天平的可读性;e是检定(标尺)分度值,用于划分天平等级和进行计量检定,代表天平的精确度(精度)。选择天平时应该从电子天平的绝对精度(e)去考虑是否符合称量的精度要求。另外,应根据最大量程是否满足最大称量要求,选择合适的量程,而不是量程越大越好。

2. 调节水平 将天平置于稳定的工作台上,避免振动、气流、磁场,远离热源,调节天平的地脚螺栓,让水平仪内的水平气泡位于圆环中央,即天平调至水平。

3. 开机预热 电子天平预热时间按各型号的要求进行,一般20~30min,精度等级越高,预热的

时间就越长;环境的温度越低,预热的时间越长。

4. 校准 首次使用天平或长时间不用天平、位置移动、环境变化,天平在使用前必须进行校准,电子天平的校准分内部校准和外部校准:

(1)内部校准:内部校准是根据天平内部的校准砝码进行校准,通过"CAL"一键即可完成校准。

(2)外部校准:外部校准是利用外部标准砝码对天平本身误差进行修正。常见的类型有以下几种。

1)使用"CAL"键,显示"0.000 0g"时,长按"CAL",显示出现闪烁时放置对应标准砝码进行校准。按"CAL/MENL"键显示"CAL"直到显示"200.000 0g",数字闪烁时放上200g标准砝码,显示"0.000 0g",拿掉砝码,显示"-",接着显示"CAL END"后显示"0.000 0g",校准完毕。

2)使用"RE-ZERO"键,长按"RE-ZERO"键显示"CRL 0",再按"RE-ZERO"键出现"CRL 2000",此时放置2 000g标准砝码,再按"RE-ZERO"键,当显示"CRL END"时拿掉砝码,校准完毕。

3)使用"O/T"键,长按"O/T"键显示"CAL",再放开"O/T"键显示"-C-"后显示"C200.000 0g",放置200g标准砝码,再按"O/T"键显示"-C-",闪烁后显示"200.000 0g",拿掉砝码,显示"0.000 0g",校准完毕。

4)使用"F"键,长按"F"键显示"CAL",按"O/T"键不放,再按下"F"键3s松开,再松开"O/T"键,显示"F.5"放置500g标准砝码,显示"500.000 0g",拿掉砝码,显示"0.000 0g",校准完毕。

5)使用"MODE"键,长按"MODE"键,再按下"T"键,显示"SPAN",按"MODE"键显示"2 000.000 0g",再按"MODE"键,显示"CAL",放置2 000g标准砝码,显示"2 000.000 0g",拿掉砝码,显示"0.000 0g",校准完毕。

5. 称量

(1)直接称量法:按"TARE"键清零,显示"0.000 0g",将物品放置于秤盘上,显示稳定后,读取的数值即为被称物品的质量。

(2)减量称量法:按"TARE"键清零,显示"0.000 0g",将装有物品的容器置于秤盘上,显示物品与容器的总质量,按"TARE"键清零,显示"0.000 0g",取出容器,向外提取所需物品后,再将其放入秤盘,此时显示的数值(负值)即为取出

物品的质量。

（3）增量称量法：按"TARE"键清零，显示"0.000 0g"，将容器置于秤盘上，显示容器的质量，按"TARE"键清零，显示"0.000 0g"，即去皮重，将需称量的物品倒入容器中，此时显示的数值即为需称量物品的净质量。

6. 记录称量记录完毕，按电源键关机。

（二）电子分析天平的维护保养

1. 天平室内应保持整洁，防止灰尘及其他杂物进入电子天平壳体。

2. 天平是精密仪器，应放置在远离热源、震源、高强电磁场环境中，要求天平室的温度保持稳定，室温应控制在 15～30℃，相对湿度保持在 55%～75%，天平室应避免阳光直射。

3. 严禁直接将药品放在秤盘上，称量易挥发和具有腐蚀性物品时，要盛装在密闭的容器中，以免损坏和腐蚀天平。

4. 秤盘上物品的总量不能超过天平的额定限量，以免过载引起天平损坏。

5. 使用完毕，立即擦拭天平，天平框内应放置无腐蚀性的干燥剂，并定期更换。

6. 天平由专人管理，定期记录维护保养及检修情况。

【数据记录与处理】

定量称量练习与数据记录于表6-1。

表 6-1　电子天平称量实验结果记录表

称量次数	直接称量法	减量称量法	增量称量法
第一次			
第二次			
第三次			

【注意事项】

1. 电子天平型号不同，预热的时间不同，使用前应按说明书要求进行预热。

2. 称量时选择合适大小的称量纸，避免药品掉落到秤盘上。

3. 称量读数时关好侧门，提高称量的准确度，读数要及时记录。

4. 天平的工作环境、工作场所发生变化时，需对天平重新调节水平与校准。日常工作中应经常对天平进行调校，保证天平处于最佳工作状态。

5. 对于初次使用或长时间断电之后需要重新使用的天平，预热时间至少 30min。

【思考题】

1. 电子天平使用前为什么要进行校准？
2. 简述电子天平称量的正确操作要点。
3. 电子天平在使用过程中需要注意什么？

（曾佑琴　林　静）

实验 7　滴管与玻璃刻度吸管的使用

【实验目的】

1. 掌握血红蛋白吸管的使用方法及注意事项。
2. 掌握玻璃吸管的使用方法及注意事项。
3. 掌握刻度吸管的校准方法及注意事项。

【实验原理】

血红蛋白吸管使用时通过挤压乳胶头使微量吸管产生负压而吸取液体。玻璃吸管的使用是利用压差的原理来实现移液，当玻璃吸管在使用时，用手堵住管上端的孔，玻璃吸管中的液体在重力的作用下，使管内上部形成微小的真空，由于自然环境下的大气压压强要高于真空环境下的压强，所以在大气压的作用下，管内液体将无法向下流出。

刻度吸管的校准常采用衡量法。衡量法是用

天平称量刻度吸管中纯水的质量,然后按照该温度下纯水的密度,算出滴定管的容积。

【实验器材】

一次性微量吸管或血红蛋白吸管,玻璃吸管,0.0001g分析天平,温度计(温度范围0~50℃,分度值为0.1℃),秒表(分度值为0.1s),称量杯,测温筒,检定架,乳胶吸头(带孔),吸耳球,小烧杯,小试管,生理盐水,蒸馏水等。

【实验步骤】

(一)血红蛋白吸管的使用

1. 吸管准备　将带孔的乳胶吸头套在一次性微量吸管(或血红蛋白吸管)上,连接处应严密不漏气。

2. 加稀释液　取试管1支,加生理盐水2ml。

3. 持管吸血　右手拇指和中指夹住吸管与吸头交接处,示指盖住吸头小孔,三个指头轻微用力,排出适量的气体使管内形成较小的负压,将管尖插入抗凝血(或末梢血)中,三个指头慢慢松劲,吸取抗凝血到所需刻度后,抬起示指,注意管尖始终不要离开液面,以免吸入气泡,也不要过度用力以免将血液吸入乳胶吸头。

4. 拭净余血　用干棉球顺微量吸管口拭净余血。

5. 稀释血液　将微量吸管插入含生理盐水(或稀释液)的试管底部,慢慢排出吸管内的血液,再用上清液冲洗管内余血2~3次。

6. 洗涤吸管　依次用蒸馏水洗净,95%酒精脱水,乙醚干燥。如为一次性微量吸管,可省略该步骤。

(二)玻璃吸管的使用

1. 使用前

(1) 观察吸管有无破损、污渍。

(2) 观察吸管的规格:所用吸管的规格应等于或近似等于所要吸取溶液的体积。

(3) 观察有无"吹"字:若有,说明刻度到尖端,放液后需将尖端的溶液吹出,否则不吹。

(4) 润洗吸管:如吸管不干燥,应预先用所吸取的溶液将吸管润洗2~3次,以确保所吸取的操作溶液浓度不变。可倒少许溶液于一洁净干燥的小烧杯中,用移液管吸取少量溶液,将吸管横过来转动,使溶液流过管内标线下所有的内壁,然后直立吸管将溶液由尖嘴口放出。

2. 握法　一般用右手的大拇指和中指拿住

管颈刻度线上方,示指游离。

3. 取液

(1) 把管尖插入溶液中。

(2) 左手拿吸耳球,先把球内空气压出。

(3) 把吸耳球的尖端接在吸管口,慢慢松开左手指,使溶液吸入管内。

(4) 当液面升高至目标刻度以上时,移开吸耳球,立即用右手的示指按住管口,大拇指和中指拿住吸管刻度线上方再使吸管离开液面,此时吸管的末端仍靠在盛溶液器皿的内壁上。

4. 放液至刻度　略微放松示指,使液面平稳下降,直到溶液的凹液面与目标刻度标线相切时,立即用示指压紧管口,取出吸管。

5. 放液至容器　将吸管插到接收容器中,管尖仍靠在接收容器内壁,此时吸管应垂直,接收容器与吸管约呈15°夹角。松开示指让管内溶液自然地沿器壁流下。遗留在吸管尖端的溶液及停留的时间要根据吸管的种类不同而进行不同处理。

(1) 无分度吸管(单标线吸量管,移液管):使用普通无分度吸管卸量时,管尖所遗留的少量溶液不要吹出,停留等待3s,同时转动吸管。

(2) 分度吸管(分刻度吸量管,吸量管):分度吸管有完全流出式、吹出式和不完全流出式等多种形式。

1) 完全流出式:应根据实验条件,采取全部吹出的方式。这样会减小平行实验中出现的误差,更有利于结果的分析。

2) 吹出式:标有"吹"字的为吹出式,使用时最后应吹出管尖内遗留的液体。

3) 不完全流出式:有零刻度也有总量刻度的为不完全流出式。使用时全速流出至相应的容量标刻线处。

(三)刻度吸管的校准

1. 校准条件

(1) 刻度吸管的玻璃应清澈、透明。

(2) 分度线和量的数值应清澈、完整、耐久,分度线应平直,分格均匀且必须与器轴相垂直,相邻两刻度线的中心距离应大于1mm。

(3) 单标线量瓶应具下列标记:①厂名和商标;②标准温度(20℃);③等待时间t(xs);④用法标记量出式用"Ex",吹出式用"吹"或"blow out";⑤标称总容量与单位(xxml)。

(4) 容量允差、水的流出时间和等待时间,分度线宽度均应符合表7-1规定。

表 7-1　校准项目及标准(刻度线宽度≤0.4mm)

标称容量/ml	分度值/ml	容量允差/ml	水的流出时间/s 吹出式	水的流出时间/s 不吹出式
1	0.01	±0.015	4~10	4~10
2	0.02	±0.025	4~12	-
5	0.05	±0.050	6~14	5~10
10	0.1	±0.10	7~17	-

2. 检定方法

(1) 水的流出时间:用洗净的刻度吸管吸取纯水,使液面达最高标线以上约 5mm 处,速用示指堵住吸管口,慢慢将液面准确地调到刻度线,将示指放开并计时,使水充分流出,直至液面降至最低点的流出时间应符合上表规定。

(2) 纯水质量的标定:取洗净的刻度吸管吸取纯水,使液面达最高标线以上约 5mm 处,速用示指堵住吸管口,擦干吸管外壁的水,慢慢将液面准确地调至刻度,将已称重的称量杯放在垂直的单标线吸管下(称量杯倾斜 30°),放开示指,使纯水沿称量杯壁流下,纯水流至尖端不流时,等待 3s,精密称定量杯与水的质量,水的密度需按照温度校准表格进行校准,如表 7-2。

(3) 记录与计算:

$$V_{校} = V_{实} - V_{读}$$

$$V_{实} = M/P$$

$$M = M_{空+水} - M_{空}$$

表 7-2　不同温度时水的密度与校正值(20℃)

温度/℃	密度/(g/m³)	校正值/(g/m³)	温度/℃	密度/(g/m³)	校正值/(g/m³)
5	0.999 96	0.998 53	18	0.998 60	0.997 49
6	0.999 94	0.998 53	19	0.998 41	0.997 43
7	0.999 90	0.998 52	20	0.998 21	0.997 15
8	0.999 85	0.998 49	21	0.997 99	0.996 95
9	0.999 78	0.998 45	22	0.997 77	0.996 76
10	0.999 70	0.998 39	23	0.997 54	0.996 55
11	0.999 71	0.998 33	24	0.997 30	0.996 34
12	0.999 50	0.998 24	25	0.997 05	0.996 12
13	0.999 38	0.998 15	26	0.996 79	0.995 88
14	0.999 25	0.998 04	27	0.996 52	0.995 66
15	0.999 10	0.997 92	28	0.996 24	0.995 39
16	0.998 94	0.997 78	29	0.995 95	0.995 12
17	0.998 78	0.997 64	30	0.995 65	0.994 85

$$校正值\ P = \frac{水密度}{1 + \dfrac{空气密度}{水密度} + \dfrac{空气密度}{法码密度(8.4)}} + 0.000\,025 \times (校准时温度 - 20) \times 水密度$$

3. 校正工作完毕。记录于"仪器、校验、检定、维修记录"中。

【数据记录与处理】

刻度吸管的校准记录于表 7-3 中。

表 7-3　刻度吸管的校准记录表

水温				校正值		
刻度吸管读数/ml	流出体积/ml	瓶+水重量/g		水重量/g	实际容积/ml	校正值/ml
0.00	/	$M_空$	/	/	/	/
$V_读$	$V_读$	$M_{空+水}$		$M_水$	$V_实$	$V_校$

【注意事项】

（一）血红蛋白吸管的使用

1. 吸管和胶吸头连接处应严密不漏气,挤压吸头力度应适宜。

2. 吸血时动作宜慢,防止血液吸入胶吸头内,避免产生气泡。

3. 一次吸取血液到所需的量,吸管内不能有空节也不能吸取血液过多,最好不要超过所需刻度的±2mm。

4. 吸血后拭净管外余血以保证血量准确。

（二）玻璃吸管的使用

1. 应根据不同的需要选用大小合适的吸管,如欲量取 1.5ml 的溶液,显然选用 2ml 吸管要比选用 1ml 或 5ml 吸管误差小。

2. 吸取溶液时要把吸管插入溶液深处,避免吸入空气而将溶液从上端溢出。

3. 吸管从液体中移出后必须用滤纸将吸管的外壁擦干,再行放液。

4. 读数时保持液面与双眼成一水平线,在吸液与读数时保持吸管垂直,液体在吸管中因表面张力作用会形成一个凹面,读数时要取凹面底部的数值。

5. 移液管和吸量管均属于精密容量仪器,不得放在烘箱中加热烘烤。

（三）刻度吸管的校准

1. 凹液面的调定

凹液面的最低点应与分度线上边缘的水平面相切,视线应与分度线在同一平面上,适当安排光线,可以使凹液面暗淡且轮廓清晰,为此应以白色背景并遮去不需要的杂光,可以在单标线吸管定位液面以下不大于1mm 处,放置一条黑色纸带在单标线吸管壁上。

2. 检定点

（1） 1ml 以下（不包括 1ml）:检定总容量为总容量的 1/10,若无 1/10 分度线则检定 2/10（自流液口起）。

（2） 1ml 以上（包括 1ml）:检定总容量为总容量的 1/10,若无 1/10 分度线则检定 2/10（自流液口起）。

（3） 半容量-流液口（不完全流出式自零位起）。

3. 标定工作的室温不宜超过 20℃±5℃,且要稳定。

【思考题】

1. 简述移液管和吸量管的异同点。

2. 简述使用玻璃吸管的注意事项。

3. 简述刻度吸管的校准原理、校准方法及注意事项。

（罗小娟　刘　艳）

实验 8　微量加样器的使用与校准

【实验目的】

1. 掌握微量加样器的操作原理和正确使用方法。

2. 掌握微量加样器的水称重校准法。

3. 熟悉微量加样器的维护保养与使用注意

事项。

【实验原理】

微量加样器是根据"虎克定律"设计的,即在一定限度内弹簧伸展的长度与弹力成正比,其吸液体积与加样器内的弹簧伸展长度成正比。微量加样器的吸样量以微升为基本单位。为保证微量加样器加样的准确性,除掌握正确的使用方法外还必须对其进行定期的校准,通过校准实验结果来判断所检定加样器的准确性是否符合要求。校准的常用方法有高铁氰化钾法、水称重法、水银称重法等,前两种方法准确性较差,后一种虽优于前两种,但操作麻烦,且水银易蒸发,对人体有害。我国国家计量部门对微量加样器校准推荐水称重法。

【实验器材】

不同规格的微量加样器(容量范围 1~1 000μl),微量加样器配套吸液嘴,0.000 01g 精密分析天平,小烧杯(5ml,10ml),试管及试管架,双蒸馏水,温度计(灵敏度 0.1℃),带统计功能的计算器。

微量加样器的结构:微量加样器主要部件包括按钮、套筒、弹射器、吸液嘴、连接套帽等,见图8-1。

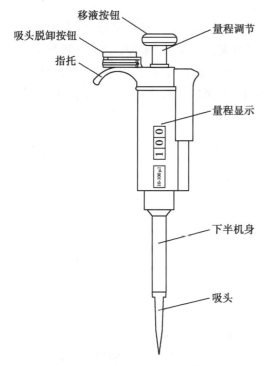

移液按钮
吸头脱卸按钮
指托
量程调节
量程显示
下半机身
吸头

图 8-1 微量加样器结构示意图

【实验步骤】

(一) 微量加样器的使用

1. 选择一支量程合适的微量加样器 加样器只能在特定量程范围内准确移取液体,如超出最小或最大量程,会损坏加样器并导致计量不准。

2. 设定容量值 转动加样器调节环或旋转按钮设置容量。

3. 装套吸液嘴 选择合适的吸液嘴装在加样器套筒上,稍加扭转压紧,使吸液嘴套紧。

4. 吸液 手握微量加样器,大拇指按下按钮至第一停点,将加样器垂直浸入液面(吸液嘴浸入液面的深度要求见表8-1),然后缓慢平稳地松开拇指,慢慢吸入液体。停留1s,然后将吸液嘴提离液面。用滤纸抹去吸液嘴外面可能黏附的液滴。小心勿触及吸液嘴口。

表 8-1 不同型号加样器吸液嘴浸入液面的深度

加样器的型号	浸入液面深度
P2 和 P10	≤1mm
P20 和 P100	2~3mm
P200 和 P1 000	2~4mm
P5 000	3~6mm
P10ml	5~7mm

注:P(pipetman)表示微量加样器容量,P100表示微量加样器容量为100μl。

5. 放液 将吸液嘴口贴紧容器内壁并保持 10°~40°倾斜,平稳地把按钮压到第一停点,停 1~2s 后,继续按压到第二停点,排出残余液体。松开按钮,同时提起加样器。

6. 按压吸液嘴弹射器除去吸液嘴(改吸不同液体时必须更换吸液嘴)。

(二) 微量加样器的校准

1. 校准前的准备

所选用的吸液嘴应与待校准的加样器配套。在加样器套筒的下端,轻轻转动吸液嘴以保证加样器的密封性;并在完成几次吸液、排液过程后应没有挂水现象。多通道加样器的每支吸液嘴均应在校准检定前确认安装是否牢固。必要时进行气密性检测,方法是微量吸样器吸满液体后,手持垂直放置15s,检查吸液嘴的尖头有无漏液,如有则说明漏气。

2. 水称重法校准

（1）操作室要求：独立房间，显示温度和湿度的状态；温度控制：15～30℃（±0.5℃）；湿度控制：60%～90%；工作台面：防震、防尘、远离热源、无阳光直射。

（2）天平：0.000 01g 精密分析天平（小数点后 5 位），每年需进行校准。

（3）测试介质：重蒸馏水，每 4h 更换一次，批次更换周期不大于 2 周。

（4）选定校准体积：①拟校准体积；②加样器标定体积的中间体积；③最小可调体积不小于拟校准体积的 10%。

（5）校准步骤：①将加样器调至拟校准体积，选择合适的吸液嘴，用加样器来回吸取重蒸馏水 3 次；②将称量杯放入电子天平中，待天平显示稳定后，按下清零键使电子天平复零；③垂直握住加样器，将吸液嘴进入适宜液面处，缓慢（1～2s）地吸取蒸馏水；④将吸头离开液面，靠于管壁，擦干吸液嘴外部的液体（此时不能碰到流液口，以免吸液嘴内的液体被带走）；⑤将加样器以 45°放入称量烧杯中，缓慢地将加样器压至第一挡，等 1～2s 再压至第二挡，使吸头内液体完全排出；⑥记录此时天平显示的数值，同时测量并记录此时称量杯内蒸馏水的温度；⑦重复②～⑥步骤，再称量 6 次；⑧取 6 次测定值的均值作为最后加样器吸取蒸馏水的重量。

（6）数据处理：

1）实际容量计算：将上述各种模式下所测得的质量值（m）、该温度时 $K(t)$ 的值（表 8-2），按公式 8-1 求得被检定微量加样器在标准温度 20℃时的实际容量值。

$$V_{20} = m \cdot k(t) \qquad （公式 8-1）$$

2）容量相对误差：公式 8-2 计算。

$$E = \frac{V - \bar{V}}{V} \times 100\% \qquad （公式 8-2）$$

式中：V 为标称容量（μl）；$\bar{V}$ 为 6 次测量的算术平均值（μl）。

3）容量重复性：公式 8-3 计算。

$$S = \frac{1}{\bar{V}} \sqrt{\frac{\sum_{i=1}^{n}(V_i - \bar{V})^2}{n-1}} \times 100\% \qquad （公式 8-3）$$

式中：S 为重复性；n 为校准次数；V_i 为单次测量值；$\bar{V}$ 为 6 次测量的算术平均值。

（7）校准结果判断：检定点容量相对误差和重复性结果低于表 8-3 对应数值，即表示被检定加样器满足质量要求。如果检定点容量相对误差和重复性超出允许误差范围，则被检定加样器应按校准结果进行调校。

（三）微量加样器的维护保养

1. 微量加样器内外部清洁

（1）外壳的清洁：使用肥皂液、洗洁精或 60% 的异丙醇来擦洗，然后用重蒸水淋洗，晾干即可。

（2）内部的清洗：需要先将微量加样器下半部分拆卸开来（具体方法可参照说明书），拆卸下来的部件可以用上述溶液来清洁，重蒸水冲洗干净，晾干，然后在活塞表面用棉签涂上一层薄薄的硅酮油脂（起润滑作用）。

2. 微量加样器的消毒灭菌处理

（1）高温高压灭菌处理：用灭菌袋、锡纸或牛皮纸等材料包装灭菌部件，在 121℃，100kPa 条件下，灭菌 20min，完毕后，在室温下完全晾干后，活塞上油，再组装。

（2）紫外线照射灭菌：整支微量加样器和其零部件可暴露于紫外线照射下，进行表面消毒。

3. 微量加样器每日用完后，应旋转到最大刻度，使弹簧恢复原形，有助于保持弹簧弹性。

4. 加样器不用时，应以直立方式保存于加样器架上，从而避免加样器平放于抽屉中时鼻尖部或活塞被折弯。

【数据记录与处理】

见表 8-4。

【注意事项】

1. 调节加样器吸取体积时，若要从大体积调为小体积，则按照正常的调节方法，逆时针旋转旋钮即可，如果要从小体积调为大体积时，则可先顺时针旋转刻度旋钮至超过设定体积的刻度，再回调至设定体积，这样可以保证量取的最高精确度；在该过程中，千万不要将旋钮旋出量程，否则会卡住内部机械装置而损坏加样器。

表 8-2 $K(t)$ 值表（$\beta=0.000\ 45/℃$）

水温/℃	$K(t)/$ (cm^3/g)	水温/℃	$K(t)/$ (cm^3/g)	水温/℃	$K(t)/$ (cm^3/g)
15.0	1.004 213	18.4	1.003 261	21.8	1.002 436
15.1	1.004 183	18.5	1.003 235	21.9	1.002 414
15.2	1.004 153	18.6	1.003 209	22.0	1.002 391
15.3	1.004 123	18.7	1.003 184	22.1	1.002 369
15.4	1.004 094	18.8	1.003 158	22.2	1.002 347
15.5	1.004 064	18.9	1.003 132	22.3	1.002 325
15.6	1.004 035	19.0	1.003 107	22.4	1.002 303
15.7	1.004 006	19.1	1.003 082	22.5	1.002 281
15.8	1.003 977	19.2	1.003 056	22.6	1.002 259
15.9	1.003 948	19.3	1.003 031	22.7	1.002 238
16.0	1.003 919	19.4	1.003 006	22.8	1.002 216
16.1	1.003 890	19.5	1.002 981	22.9	1.002 195
16.2	1.003 862	19.6	1.002 956	23.0	1.002 173
16.3	1.003 833	19.7	1.002 931	23.1	1.002 152
16.4	1.003 805	19.8	1.002 907	23.2	1.002 131
16.5	1.003 777	19.9	1.002 882	23.3	1.002 110
16.6	1.003 749	20.0	1.002 858	23.4	1.002 089
16.7	1.003 721	20.1	1.002 834	23.5	1.002 068
16.8	1.003 693	20.2	1.002 809	23.6	1.002 047
16.9	1.003 665	20.3	1.002 785	23.7	1.002 026
17.0	1.003 637	20.4	1.002 761	23.8	1.002 006
17.1	1.003 610	20.5	1.002 737	23.9	1.001 985
17.2	1.003 582	20.6	1.002 714	24.0	1.001 965
17.3	1.003 555	20.7	1.002 690	24.1	1.001 945
17.4	1.003 528	20.8	1.002 666	24.2	1.001 924
17.5	1.003 501	20.9	1.002 643	24.3	1.001 904
17.6	1.003 474	21.0	1.002 619	24.4	1.001 884
17.7	1.003 447	21.1	1.002 596	24.5	1.001 864
17.8	1.003 420	21.2	1.002 573	24.6	1.001 845
17.9	1.003 393	21.3	1.002 550	24.7	1.001 825
18.0	1.003 367	21.4	1.002 527	24.8	1.001 805
18.1	1.003 340	21.5	1.002 504	24.9	1.001 786
18.2	1.003 314	21.6	1.002 481	25.0	1.001 766
18.3	1.003 288	21.7	1.002 459		

注：β 为被检加样器的体胀系数。

表 8-3 微量加样器在标准温度 20℃时,其容量允许误差和重复性要求

标称容量/μl	检定点/μl	容量允许误差±/%	测量重复性≤/%	标称容量/μl	检定点/μl	容量允许误差±/%	测量重复性≤/%
1	0.1	20.0	10.0		10	8.0	4.0
	0.5	20.0	10.0	100	50	3.0	1.5
	1	12.0	6.0		100	2.0	1.0
2	0.2	20.0	10.0		20	4.0	2.0
	1	12.0	6.0	200	100	2.0	1.0
	2	12.0	6.0		200	1.5	1.0
5	0.5	20.0	10.0		25	4.0	2.0
	1	12.0	6.0	250	125	2.0	1.0
	5	8.0	4.0		250	1.5	1.0
10	1	12.0	6.0		50	3.0	1.5
	5	8.0	4.0	300	150	2.0	1.0
	10	8.0	4.0		300	1.5	1.0
20	2	12.0	6.0		100	2.0	1.0
	10	8.0	4.0	1 000	500	1.0	0.5
	20	4.0	2.0		1 000	1.0	0.5
25	2	12.0	6.0		500	1.0	0.5
	10	8.0	4.0	5 000	2 500	0.5	0.2
	25	4.0	2.0		5 000	0.6	0.2
40	5	8.0	4.0		1 000	1.0	0.5
	20	4.0	2.0	10 000	5 000	0.6	0.2
	40	3.0	1.5		10 000	0.6	0.2
50	5	8.0	4.0				
	25	4.0	2.0				
	50	3.0	1.5				

注:本表来源 JJF 646-2006《移液器检定规程》表 1 微量加样器容量允许误差和重复性。

表 8-4 微量加样器校准实验结果记录表

微量加样器规格:测定温度/℃										
检定点/μl	序次	1	2	3	4	5	6	均值	重复性/%	误差
	称量值/m									
	容量/μl									
	称量值/m									
	容量/μl									
	称量值/m									
	容量/μl									

校准结果判断:

2. 装配吸液嘴:正确操作是将移液端垂直插入吸液嘴,左右微微转动,上紧即可,不可用加样器反复撞击吸液嘴来上紧,这样会导致加样器的内部配件(如弹簧)因敲击产生的瞬时撞击力而变得松散,甚至会导致刻度调节旋钮卡住,严重情况下会将套筒折断。

3. 操作时要慢且稳,吸液嘴浸入液体深度要合适,吸液过程尽量保持不变。

4. 改吸不同液体、样品或试剂前要换吸液嘴;发现吸液嘴内有残液时必须更换。

5. 吸取了强酸性溶液以及有腐蚀性蒸汽的溶液后,最好拆下套筒,用蒸馏水清洗活塞及密封圈。

6. 量程≤1μl 的加样器建议送有校准资质的计量单位校准,量程>1μl 的加样器可在实验室内用水称重法检测。

【思考题】

1. 简述微量加样器的类型与特点。
2. 简述微量加样器的正确操作要点。
3. 微量加样器的校准方法有几种? 简要说明水称重校正法。
4. 微量加样器使用过程中的注意事项有哪些?

(胡志坚　刘　文)

实验 9　容量瓶使用与磷酸盐缓冲液的配制

【实验目的】

1. 掌握容量瓶的规范使用方法。
2. 掌握磷酸盐缓冲液的配制方法。
3. 了解缓冲液的作用与性质。

【实验原理】

磷酸盐缓冲液(phosphate buffered saline, PBS)是能够抵抗外来少量强酸、强碱,或稍加稀释时可保持其 pH 基本不变的溶液。它常由一对共轭酸碱对组成,其中的共轭酸充当抗碱成分,而共轭碱为抗酸成分。共轭酸碱对间的质子传递平衡可用公式 9-1 表示。

$$HB \rightleftharpoons H_3O^+ + B^- \qquad (公式 9-1)$$

式中:HB 表示共轭酸,B^- 表示共轭碱。

PBS 包括磷酸盐缓冲溶液(phosphate buffered solution)、磷酸盐缓冲盐水(phosphate buffered saline)及磷酸盐缓冲钠(phosphate buffered sodium),其配制方法不同,pH 不同,发挥的生物学作用亦不完全相同。如无特殊说明,生物学上常用的 PBS 是中性磷酸盐缓冲溶液,它是一种水基盐溶液

中含有氯化钠、磷酸盐以及(在某些配方)氯化钾和磷酸钾。溶液的渗透压和离子浓度通常与人体 pH 相近(等渗)。缓冲液的近似 pH 可用公式 9-2 计算:

$$pH = pKa + lg \frac{[B^-]}{HB} = pKa + lg \frac{[共轭碱]}{[共轭酸]}$$

(公式 9-2)

式中 pKa 为弱酸解离常数的负对数,[HB]和 [B^-]均为平衡浓度。[B^-]与[HB]的比值称为缓冲比,[B^-]与[HB]之和称为缓冲溶液的总浓度。

【实验器材】

1. 器材　200ml 容量瓶,1 000ml 容量瓶,玻璃棒,烧杯若干,电子分析天平,移液管,洗耳球,胶头滴管。

2. 试剂　0.2M 磷酸二氢钠(NaH$_2$PO$_4$·2H$_2$O),0.2M 磷酸氢二钠(Na$_2$HPO$_4$·12H$_2$O)。
NaH$_2$PO$_4$·2H$_2$O/NaH$_2$PO$_4$·H$_2$O,NaHPO$_4$·12H$_2$O/Na$_2$HPO$_4$·7H$_2$O/Na$_2$HPO$_4$　2H$_2$O,蒸馏水。

【实验步骤】

(一) 容量瓶的使用

1. 检漏　使用前检查瓶塞处是否漏水。操

作方法:在容量瓶内装入半瓶水,塞紧瓶塞,用右手示指顶住瓶塞,另一只手五指托住容量瓶底,将其倒立(瓶口朝下),观察容量瓶是否漏水。若不漏水,将容量瓶正立且将瓶塞旋转 180°后,再次倒立,检查是否漏水,若两次操作,容量瓶瓶塞周围皆无水漏出,即表明容量瓶不漏水。经检查不漏水的容量瓶才能使用。

2. 洗涤　使用前容量瓶都要洗涤。先用洗涤液洗,再用自来水冲洗,最后用蒸馏水洗涤干净(直至内壁不挂水珠为洗涤干净)。

3. 溶解　把准确称量好的固体溶质放在干净的烧杯中,用少量溶剂溶解(如果放热,要放置使其降温到室温),然后把溶液转移到容量瓶内。

4. 转移　要用玻璃棒引流。方法是将玻璃棒一端靠在容量瓶颈内壁上,注意不要让玻璃棒其他部位触及容量瓶口,防止液体流到容量瓶外壁上。为保证溶质能全部转移到容量瓶中,要用溶剂少量多次洗涤烧杯,并把洗涤溶液全部转移到容量瓶内。

5. 定容　继续向容量瓶内加入溶剂直到液体液面离标线大约 1cm 左右时,应改用滴管小心滴加,最后使液体的弯月面与标线正好相切。若加水超过刻度线,则需重新配制。

6. 摇匀　盖紧瓶塞,用倒转和摇动的方法使瓶内的液体混合均匀。静置后如果发现液面低于刻度线,这是因为容量瓶内极少量溶液在瓶颈处润湿所损耗,所以并不影响所配制溶液的浓度,故不要在瓶内添水,否则,将使所配制的溶液浓度降低。

(二) 磷酸盐缓冲液的配制

1. 配制 0.2M 的磷酸二氢钠　称取 $NaH_2PO_4 \cdot 2H_2O$ 31.2g(或 $NaH_2PO_4 \cdot H_2O$ 27.6g)置于洁净烧杯,加入蒸馏水溶解,移入 1 000ml 容量瓶加蒸馏水定容。

2. 配制 0.2M 的磷酸氢二钠　称取 $NaHPO_4 \cdot 2H_2O$ 71.632g(或 $Na_2HPO_4 \cdot 7H_2O$ 53.6g 或 $Na_2HPO_4 \cdot 2H_2O$ 35.6g)置于洁净烧杯,加入蒸馏水溶解,移入 1 000ml 容量瓶加蒸馏水定容。

3. 0.2mol/L pH 7.4 的 PBS 的配制　准确量取 19ml 0.2mol/L 的 $NaH_2PO_4 \cdot 2H_2O$ 和 81ml 0.2mol/L 的 $Na_2HPO_4 \cdot 12H_2O$,充分混合即为 0.2mol/L 的磷酸盐缓冲液(pH 为 7.4~7.5)。

【注意事项】

使用容量瓶时应注意以下几点:

1. 容量瓶的容积是特定的,刻度不连续,所以一种型号的容量瓶只能配制同一体积的溶液。在配制溶液前,先要弄清楚需要配制的溶液的体积,然后再选用相同规格的容量瓶。

2. 易溶解且不发热的物质可直接用漏斗倒入容量瓶中溶解,其他物质基本不能在容量瓶里进行溶质的溶解,应将溶质在烧杯中溶解后转移到容量瓶里。

3. 用于洗涤烧杯的溶剂总量不能超过容量瓶的标线。

4. 容量瓶不能进行加热。如果溶质在溶解过程中放热,要待溶液冷却后再进行转移,因为一般的容量瓶是在 20℃ 的温度下标定的,若将温度较高或较低的溶液注入容量瓶,容量瓶则会热胀冷缩,所量体积就会不准确,导致所配制的溶液浓度不准确。

5. 容量瓶只能用于配制溶液,不能储存溶液,因为溶液可能会对瓶体进行腐蚀,从而使容量瓶的精度受到影响。

6. 定容时视线要与液面凹线在同一水平面。

7. 容量瓶用后应及时洗涤干净,塞上瓶塞,并在塞子与瓶口之间夹一条纸条。

【思考题】

1. 定容时为什么要冷却至室温?
2. 不同规格容量瓶的选用条件?
3. 如果配制过程中出现液体飞溅出容器应该如何处理?
4. 如果定容时发现液面高于刻度线应该如何处理?
5. 配制完成后发现烧杯杯壁有大量残留应如何处理?
6. 是否可以直接用磷酸钠进行磷酸盐缓冲液的配制,为什么?
7. 配制磷酸盐缓冲液为什么选择用磷酸二氢钠和磷酸氢二钠?
8. 如何对配制好的磷酸盐缓冲液进行保存?

(杨再林　罗小娟)

实验 10　重铬酸钾标准溶液配制和标定

【实验目的】

1. 掌握重铬酸钾标准溶液的配制与标定方法。
2. 熟悉重铬酸钾的氧化还原原理及其标准溶液的应用。

【实验原理】

重铬酸钾（$K_2Cr_2O_7$）是强氧化剂，为橙红色晶体，易溶于水。重铬酸钾试剂稳定，符合标准物质条件，在 140～150℃ 时干燥后，用直接法配制。重铬酸钾标准溶液非常稳定，可以长期保存。

$K_2Cr_2O_7$ 在酸性溶液中具有较强的还原性，与还原剂作用时，$K_2Cr_2O_7$ 得到 6 个电子而本身被还原成 Cr_3^+。在酸性溶液中，碘化钾与重铬酸钾作用，析出游离碘，然后用硫代硫酸钠标准溶液滴定析出的游离碘，以淀粉作指示剂判别终点，进行 $K_2Cr_2O_7$ 溶液的标定。重铬酸钾标准溶液能测定其他许多具有还原性的无机物和有机物，如测定铁试验中铁的含量、盐酸小檗碱等有机药物。

重铬酸钾在酸性环境中氧化还原的半反应为：

$$Cr_2O_7^{2-} + 14H^- + 6e^- \Longleftrightarrow 2Cr^{3+} + 7H_2O$$

重铬酸钾标准溶液标定的化学反应：

$$K_2Cr_2O_7 + 6KI + 14HCl \rightarrow 8KCl + 2CrCl + 7H_2O + 3I_2$$

$$2Na_2SO_3 + I_2 \longrightarrow Na_2S_4O_6 + 2NaI$$

【实验器材】

1. 设备与耗材　干燥器，电子天平，恒温干燥箱，烧杯，容量瓶。
2. 试剂　重铬酸钾（分析纯，99.99%），碘化钾（分析纯），硫酸溶液（20%），硫代硫酸钠（分析纯，0.1N 标准溶液），盐酸（分析纯，2N 溶液），淀粉（0.5% 溶液）。

【实验步骤】

（一）重铬酸钾标准溶液的配制

1. 试剂准备　将重铬酸钾试剂（$K_2Cr_2O_7$）置于 120℃ 的恒温干燥箱中干燥恒重。然后放入干燥器中冷却至室温。

2. 计算　根据需要配制的重铬酸钾浓度 $[c(1/6K_2Cr_2O_7)]$，计算出所需重铬酸钾的质量（m）。计算公式 $m = c(1/6K_2Cr_2O_7) \times V \times M$，$V$ 为配制溶液的体积（ml），M 为重铬酸钾的摩尔质量，单位 g/mol $[M(1/6K_2Cr_2O_7) = 49.031]$。

3. 称量与溶解　用电子天平准确称取所需重铬酸钾的量（m），置入 200ml 烧杯中，加入 100ml 水，溶解。

4. 定容　待完全溶解后，移入 500ml 容量瓶中，用水稀释至刻度，混匀。

5. 储存　将配制完成的标准溶液转移到试剂瓶内储存，贴标签备用。

（二）重铬酸钾标准溶液的标定

1. 称取欲标定的重铬酸钾溶液 20ml，置于具有磨口塞的 250ml 锥形瓶中。

2. 加入 1g 碘化钾及 10ml 硫酸溶液（20%），复以瓶塞，暗处放置 10min。

3. 加 75ml 蒸馏水，用硫代硫酸钠标准溶液 $[c(Na_2S_2O_3) = 0.1mol/L]$ 滴定至临近终点（黄绿色），加淀粉指示液 1ml（10g/L），再继续滴定至溶液由蓝色转为亮绿色（终点）。同时做空白试验。做四次平行测定。

4. 计算重铬酸钾标准溶液的摩尔浓度计算见公式 10-1。

$$c(1/6K_2Cr_2O_7) = \frac{c(Na_2S_2O_3) \times (V_1 - V_2)}{V}$$

（公式 10-1）

式中：$c(Na_2S_2O_3)$ 指硫代硫酸钠标准溶液的摩尔浓度，V_1 指硫代硫酸钠标准溶液的用量（ml），V_2 空白试验硫代硫酸钠标准溶液的用量（ml），V 指重铬酸钾溶液的用量（ml）。

【结果记录与处理】

重铬酸钾标准溶液的配制与标定分别记录于表 10-1 和表 10-2。

表 10-1　重铬酸钾标准溶液的配制记录表

配制 $c(1/6K_2Cr_2O_7)/$（mol/L）	计算重量重铬酸钾质量/g	溶液体积/ml

表 10-2　重铬酸钾标准溶液的标定记录表

硫代硫酸钠标准溶液 c(Na₂S₂O₃):0.1mol/L				
标定次数	1	2	3	4
V/ml				
V1/ml				
V2/ml				
$c(1/6K_2Cr_2O_7)/(mol/L)$				
平均 $c(1/6K_2Cr_2O_7)/(mol/L)$				
极差(≤0.15)				

【注意事项】

1. 重铬酸钾有致突变性和生殖毒性,使用过程中注意作好防护。实验室废弃的重铬酸钾溶液绝对不允许直接排放,需要将其送专业处理公司进行处理。

表 10-3　不同温度下标准滴定溶液体积的补正值/ml

温度℃	水及 0.05mol/L 以下的各种水溶液	0.1mol/L 及 0.2mol/L 各种水溶液	盐酸溶液 $[c(HCl)=$ 0.5mol/L]	盐酸溶液 $[c(HCl)=$ 1mol/L]	硫酸溶液$[c$ $(1/2H_2SO_4)$ $=0.5mol/L]\cdot$ 氢氧化钠 $[c(NaOH)$ $=0.5mol/L]$	硫酸溶液$[c$ $(1/2H_2SO_4)$ $=1mol/L]\cdot$ 氢氧化钠$[c$ $(NaOH)=$ 1mol/L]	碳酸钠溶液 $[c(1/2Na_2CO_3)$ $=1mol/L]$	氢氧化钾- 醋酸溶液 $[c(KOH)=$ 0.1mol/L]
5	+1.38	+1.7	+1.9	+2.3	+2.4	+3.6	+3.3	
6	+1.38	+1.7	+1.9	+2.2	+2.3	+3.4	+3.2	
7	+1.36	+1.6	+1.8	+2.2	+2.2	+3.2	+3.0	
8	+1.33	+1.6	+1.8	+2.1	+2.2	+3.0	+2.8	
9	+1.29	+1.5	+1.7	+2.0	+2.1	+2.7	+2.6	
10	+1.23	+1.5	+1.6	+1.9	+2.0	+2.5	+2.4	+10.8
11	+1.17	+1.4	+1.5	+1.8	+1.8	+2.3	+2.2	+9.6
12	+1.10	+1.3	+1.4	+1.6	+1.7	+2.0	+2.0	+8.5
13	+0.99	+1.1	+1.2	+1.4	+1.5	+1.8	+1.8	+7.4
14	+0.88	+1.0	+1.1	+1.2	+1.3	+1.6	+1.5	+6.5
15	+0.77	+0.9	+0.9	+1.0	+1.1	+1.3	+1.3	+5.2
16	+0.64	+0.7	+0.8	+0.8	+0.9	+1.1	+1.1	+4.2
17	+0.50	+0.6	+0.6	+0.6	+0.7	+0.8	+0.8	+3.1
18	+0.34	+0.4	+0.4	+0.5	+0.5	+0.6	+0.6	+2.1
19	+0.18	+0.2	+0.2	+0.2	+0.2	+0.3	+0.3	+1.0
20	0.00	0.00	0.00	0.00	0.00	0.00	0.00	0.00
21	-0.18	-0.2	-0.2	-0.2	-0.2	-0.3	-0.3	-1.1
22	-0.38	-0.4	-0.4	-0.5	-0.5	-0.6	-0.6	-2.2
23	-0.58	-0.6	-0.7	-0.7	-0.8	-0.9	-0.9	-3.3
24	-0.80	-0.9	-0.9	-1.0	-1.0	-1.2	-1.2	-4.2
25	-1.03	-1.1	-1.1	-1.2	-1.3	-1.5	-1.5	-5.3
26	-1.26	-1.4	-1.4	-1.4	-1.5	-1.8	-1.8	-6.4

2. 溶解所需蒸馏水宜小于配制量,并保证留有足够的蒸馏水以洗涤溶解所用小烧杯和玻璃棒。

3. 所用试剂的级别应在分析纯(含分析纯)以上,所用制剂及制品,应按 GB/T 603 的规定制备,实验用水应符合 GB/T 6682-2008 中三级水的规格。

4. 制备标准滴定溶液的浓度,除高氯酸标准滴定溶液、盐酸-酒精标准滴定溶液、亚硝酸钠标准滴定溶液外,均指 20℃ 时的浓度。在标准滴定溶液标定、直接制备和使用时若温度不为 20℃ 时,应对标准滴定溶液体积进行补正(表 10-3)。规定"临用前标定"的标准滴定溶液,若标定和使用时的温度差异不大时,可以不进行补正。

5. 标准滴定溶液标定、直接制备和使用时所用分析天平、滴定管、单标线容量瓶、单标线吸管等按相关检定规程定期进行检定或校准。单标线容量瓶、单标线吸管应有容量校正因子。

6. 在标定和使用标准滴定溶液时,滴定速度一般应保持在 6~8ml/min。

7. 称量工作基准试剂的质量小于或等于 0.5g 时,按精确至 0.01mg 称量;大于 0.5g 时,按精确至 0.1mg 称量。

8. 制备标准滴定溶液的浓度应在规定浓度的 ±5% 范围以内。

9. 除另有规定外,标定标准滴定溶液的浓度时,需两人进行实验,分别做四平行,每人四平行标定结果相对极差不得大于相对重复性临界极差 [CR 0.95(4)r=0.15%],两人共八平行标定结果相对极差不得大于相对重复性临界极差 [CR 0.95(8)r=0.18%]。

10. 除另有规定外,标准滴定溶液在 10~30℃ 下,密封保存时间一般不超过 6 个月,开封使用过的标准滴定溶液保存时间一般不超过 2 个月(倾出溶液后立即盖紧)。当标准滴定溶液出现浑浊、沉淀、颜色变化等现象时,应重新制备。

11. 贮存标准滴定溶液的容器,其材料不应与溶液起理化作用,壁厚最薄处不小于 0.5mm。

【思考题】

1. 重铬酸钾标准溶液能否直接配制。
2. 简述用于直接配制或标定溶液的基准物质必须符合的条件。
3. 重铬酸钾标准溶液配制标定时为什么用 $c(1/6K_2Cr_2O_7)$ 表示标准浓度。
4. 简述重铬酸钾标准溶液的主要用途。

(代 敏 廖武养)

实验 11 NaI法提取血液DNA(大分子物质粗提)

【实验目的】

掌握 NaI 法提取外周血 DNA 的原理和方法。

【实验原理】

DNA 主要存在于细胞核中,全血是基因组 DNA 提取最常见的样本之一,从全血中制备白细胞 DNA,可用双蒸水溶胀红细胞和白细胞的细胞膜,释放出血红蛋白及细胞核,使核酸处于易提取的状态,加入 NaI 破坏核膜并使 DNA 从核蛋白中解离,用氯仿/异戊醇沉淀蛋白,此时 DNA 存在上层水相中。用无水酒精沉淀 DNA,离心弃去无水酒精,用 75% 酒精洗涤 2 次,即可获得外周血(WBC)中 DNA,基本原理如图 11-1 所示。该方法提取的 DNA 可用于 Southern 杂交、PCR 等。由于 260nm 处吸光度值(OD₂₆₀)为 1 相当于约 50μg/ml 双链 DNA,所以可以根据 OD₂₆₀ 值和 OD₂₈₀ 值计算出核酸的浓度和纯度。

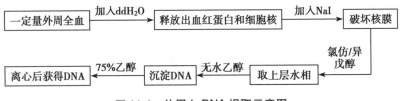

图 11-1　外周血 DNA 提取示意图

【实验器材】

1. 仪器与耗材　高速离心机;不同规格的移液器(量程范围 1~1 000μl);移液器配套吸液嘴;电子天平;紫外分光光度计。

2. 试剂

(1) 6mol/L NaI:0.75g Na_2SO_3 溶于 40ml ddH_2O,并加入 45g NaI,搅拌至完全溶解,用滤纸过滤后避光保存。

(2) 氯仿/异戊醇(24:1V/V)混合液,装密封瓶中保存。

(3) 无水酒精。

(4) 75%酒精。

(5) 高压灭菌的双蒸水(ddH_2O)。

(6) 1mol/L 氨丁三醇(Tris)(pH 8.0):称取 121.14g TriS 溶于 800ml ddH_2O 中,并加浓 HCl 约 42ml,溶液冷却至室温,调整 pH 至 8.0 后定容至 1L,分装,高压灭菌。

(7) 0.5mol/L 乙二胺四醋酸钠盐(EDTA-Na_2)(pH 8.0):称取 186.10g EDTA-Na_2 溶于 800ml ddH_2O 中,用 NaOH 调整 pH 至 8.0 后定容至 1L,分装,高压灭菌。

(8) TE 缓冲液(pH 8.0):(10mol/L Tris-Cl、1mol/L EDTA):取 1mol/L Tris(pH 8.0)10ml、0.5mol/L EDTA-Na_2(pH 8.0)2ml 加 ddH_2O 至 1L 混匀,高压灭菌。

3. 样本　EDTA-K_2 抗凝血液。

【实验步骤】

1. 取新鲜 EDTA-K_2 抗凝血 200μl 于消毒后的 EP 管中,10 000rpm 离心 1min。

2. 弃上清液,加 ddH_2O 200μl,摇匀 20s。混匀后加 6mol/L NaI 200μl,缓慢倒置摇匀 20s。

3. 加氯仿/异戊醇(24:1)400μl,摇匀 20s,12 000rpm 离心 5min。

4. 吸取上层水相 360μl 加入另一新的 Ep 管中,加预冷的无水酒精 200μl,摇匀 20s,室温放置 15min,12 000rpm 离心 5min,使沉淀紧贴 Ep 管壁。

5. 小心弃去上清液,加 75%的预冷酒精 1ml,12 000rpm 离心 5min。

6. 重复步骤 5 一次。

7. 小心弃去酒精,敞开 Ep 管盖室温晾干(或 37℃恒温箱烘干)。

8. 加 50μl TE 缓冲液溶解 DNA 12h 以上,溶解后的 DNA 用琼脂糖凝胶电泳鉴定或 -20℃ 保存。

【数据记录与处理】

1. 取 2μl 提取的 DNA,加入 98μl ddH_2O 做 1:50 的稀释(或者其他更高倍数)。

2. 用 ddH_2O 做空白,在波长 260nm 和 280nm 处调节紫外分光光度计读数至零。

3. 加入稀释后的 DNA 样品,测定 260nm 和 280nm 处的吸光光度值并记录于表 11-1 中。

表 11-1　DNA 浓度、纯度表

项目	1	2	3	4	5	6
OD_{260} 值						
OD_{280} 值						
浓度						
纯度						

4. DNA 浓度和纯度的计算公式如下:浓度 dsDNA(μg/ml) = 50×(OD_{260})×稀释倍数,纯度 dsDNA = OD_{260}/OD_{280}。一般符合要求的 DNA 纯度范围在 1.6~1.8 之间,如果低于该范围表明有蛋白污染。

【注意事项】

1. 标本必须新鲜,提取前应保持细胞完整。所有实验耗材使用前应高压灭菌。

2. DNA 提取最根本的要求是保持核酸完整

性,因此在混匀试剂、吸取上清液等试剂操作时应尽量轻缓,避免动作剧烈。

3. 转移上清液水相时避免吸入分层界面的杂质蛋白。

4. 弃酒精时动作应轻,切忌甩干,以免 DNA 丢失。

5. 提取的 DNA 需测定浓度、纯度以及完整性后再进行其他试验。

【思考题】

1. NaI 法提取外周血细胞 DNA 时应注意哪些问题?
2. 如何将 DNA 从蛋白中释放出来?
3. 操作步骤中每种试剂的作用是什么?

（高　波　胡志坚）

实验 12　血涂片制备与瑞氏染色

【实验目的】

1. 掌握血涂片的制备方法。
2. 掌握瑞氏染色的原理和方法。
3. 熟悉血涂片制备和瑞氏染色过程中的注意事项。

【实验原理】

瑞氏染料中含伊红和亚甲蓝,其染色原理既包括物理的渗透、吸收、吸附和沉淀作用,又包括化学的亲和作用。细胞中的碱性物质,如红细胞中的血红蛋白及嗜酸性粒细胞中的嗜酸性颗粒等,易与酸性染料伊红结合染成红色;细胞中的酸性物质,如淋巴细胞的胞质及嗜碱性粒细胞中的嗜碱性颗粒等,易与碱性染料亚甲蓝结合染成蓝色;中性粒细胞中的中性颗粒呈等电状态,能同时与伊红和亚甲蓝结合,染成淡紫红色,细胞核主要由酸性 DNA 和碱性的组蛋白等组成,故染成紫红色。

【实验器材】

1. 仪器与耗材　载玻片,推片,沈耳球,一次性巴氏吸管(规格:1ml),记号笔,蜡笔,染色架等。
2. 试剂

（1）Wright 染液:Wright 染料 0.1g,甲醇(AR 级以上)60ml。

将瑞氏染料放入清洁干燥研钵中,先加少量甲醇,充分研磨使染料溶解,将已溶解的染料倒入洁净的棕色试剂瓶中,未溶解的再加少量甲醇研磨,直至染料完全溶解,甲醇全部用完为止。染液配好后放于室温下,一周后即可使用。新配制染液效果较差,放置时间延长,染色效果越好。久置应密封,以免甲醇挥发或氧化成甲酸。染液中也可加中性甘油 2ml~3ml,除可防止甲醇过早挥发外,也可使细胞着色清晰。

（2）pH 6.4~6.8 磷酸盐缓冲液:无水磷酸二氢钾（KH_2PO_4）0.3g,无水磷酸氢二钠（Na_2HPO_4）0.2g。将无水磷酸二氢钾 0.3g 和无水磷酸氢二钠 0.2g 加少量蒸馏水溶解,加入 1 000ml 蒸馏水定容。配好后的缓冲液需检测 pH,使其在 6.4~6.8 范围内方可使用。

【实验步骤】

（一）血涂片制备

1. 加血液样本　将 EDTA 抗凝的血液标本充分混匀后,用一次性巴氏吸管吸取外周血 1 滴（约 0.05ml）,滴至载玻片的近端约 1/3 处。

2. 制备血涂片　左手持载玻片,右手持推片,从血滴前方慢慢接触血滴,使其与血液接触,待其在推片边缘均匀散开成一条直线后,将推片与载玻片呈 30°~45°夹角,匀速向前推开,制备成厚薄适宜的血涂片。血膜边缘整齐,两侧留有一定的空隙,外观呈舌形,长度至少为 25mm,有清晰可分的头、体、尾三部分(图 12-1)。

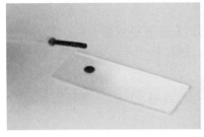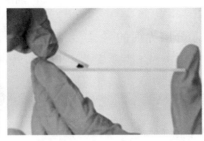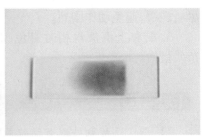

图 12-1　血涂片的制备方法示意图

3. 干燥　将推好的血涂片在空气中轻轻晃动，使其自然干燥。

4. 标记　在载玻片的一端用蜡笔编号，作好标记。

（二）瑞氏染色

1. 滴加瑞氏染液　将血涂片平放在染色架上，滴加瑞氏染液数滴，以覆盖整个血膜为宜，静置 0.5~1min。

2. 滴加磷酸盐缓冲液　滴加约 1~3 倍的缓冲液，根据血片不同情况调整，以瑞氏染液与缓冲液之比约 1∶（2~3）为佳，用洗耳球对准血涂片吹起，使其与染液混合，室温静置 5~10min。

3. 冲洗　把水流调至较小，用镊子将载玻片夹起，平持载玻片，与水流方向呈 90°，将染液用流水冲去，直至染料冲干净。

4. 干燥　将冲洗干净的载玻片，放置在血片架上自然晾干，或者倾斜玻片，等待自然干燥。

【结果判读】

1. 肉眼观察　染色前的血膜呈淡橘黄色，厚薄适宜，边缘整齐，外观呈舌形，有清晰可分的头、体、尾三部分。染色后的血膜呈淡紫红色。血膜深蓝色一般见于染色偏碱、血膜淡红色一般见于偏酸、血膜灰蓝色一般见于染色偏淡等。

2. 显微镜观察　将染色后的血膜干燥后置于显微镜下观察。低倍镜下，可见体、尾交接处的细胞分布适宜，红细胞染成粉红色，白细胞核呈紫色。

【注意事项】

（一）血涂片制备的注意事项

1. 血液标本既可以用非抗凝的静脉血或毛细血管血，也可用 EDTA 抗凝新鲜血。由于 EDTA-K$_2$ 能阻止血小板聚集，所以适合观察血小板形态。但是，EDTA 抗凝血有时能引起红细胞皱缩、白细胞聚集、血小板形态改变和异常凝集，因此，最好使用非抗凝血液标本。

2. 使用 EDTA-K$_2$ 抗凝的静脉血制备血涂片时，应充分混匀后再涂片，并且应该在采集后 4h 内制备血涂片，时间过长可引起白细胞的形态学改变，应尽早制备血涂片，此外，样本不能冷藏。

3. 载玻片必须清洁、干燥、无油脂，表面无划痕、边缘完整。新购置的载玻片常带有游离的碱性杂质，需用约 1mol/L 盐酸浸泡 24h 后，再用清水彻底冲洗，擦干后备用。使用过的载玻片在含适量肥皂或其他洗涤剂的清水中煮沸 20min，用水洗净，再用清水反复冲洗，蒸馏水最后浸洗、擦干或烤干后备用。使用时，切勿用手直接触及玻片表面。

4. 使用的推片要求边缘光滑，必须清洁，以免交叉污染。

5. 血涂片要厚薄适宜、均匀、头尾及两侧有一定的空隙、无溶血、无空洞。血膜面积不宜太小，若血膜面积太小，可观察的部分会受到局限，一些体积特大的特殊细胞常在血膜的尾部出现。若血膜过厚，涂片干燥时间延长，水分蒸发，造成高渗，细胞堆集皱缩，不能展开，难以看清细胞内部的详细结构，因而异常细胞容易被忽略，有时红细胞堆集会形成假缗钱状排列，难以与病理的真缗钱状区分，若血膜过薄，红细胞易变形，有核细胞分布不均，大型细胞多分布于涂片两边和尾部，而小淋巴细胞又多分布于片子中部，使分类计数不准，两者均不适宜。

6. 血涂片应尽早染色，未染色的涂片保存不得超过一周，若保存时间过长，即使用甲醇固定其细胞着色亦不佳,且形态多变异。

7. 未染色的标本,不要放入含有挥发油质的木盒内,因涂膜上可能沾上挥发油质而影响细胞着色。

8. 血涂片制备质量问题与可能的原因见图12-2。

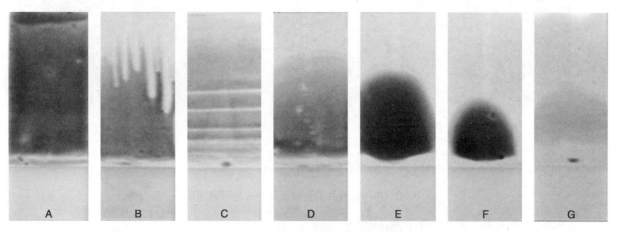

图 12-2　血涂片制备质量问题及可能原因
A. 血滴太大,无头体尾;B. 推片边缘不光滑;C. 推片时用力不均匀;D. 载玻片有油脂污染;E. 推片角度大或速度快等,导致血膜偏厚;F. 血滴太小,血膜偏短;G. 血滴小,角度小速度慢等,导致血膜偏短偏薄

(二) 瑞氏染色的注意事项

1. 血涂片必须充分干燥后方可固定染色,否则细胞尚未牢固地吸附在玻片上,在染色过程中容易脱落。若环境温度过低或湿度过大,可将血涂片置37℃温箱中加快干燥,或在酒精灯火焰上方50mm处晃动,但不能直接对着火焰,以免细胞形态发生改变。

2. 加染液不宜过少,需覆盖整个血膜,以免染液蒸发沉淀,染料颗粒沉积。

3. 染色时间与染液浓度、细胞多少及室温有关。染液淡、细胞多、室温低,则染色时间要长;反之,可缩短染色时间。为获得理想的染色效果,可采用试染的方法,摸索染色时间和加缓冲液的比例。染色过淡可以复染,复染时应先加缓冲液,然后加染液。染色过深可用流水冲洗或浸泡,也可用甲醇脱色。在遇到高白细胞或白血病标本时,染液与缓冲液控制在(2~3):1为宜,并适当要延长染色时间。

4. 冲洗时,应直接将血涂片置于流水冲洗,不能先倒掉染液,以防染料沉着在血涂片上。冲洗时间不能过久,水流不能太大,以防脱色脱膜。冲洗完的血涂片应立即放在支架上待干,以免剩余水分浸泡造成脱色。

5. 如血涂片上有染料颗粒沉积,可滴加甲醇,然后立即用流水冲洗,以免脱色。

6. pH 对染色效果影响很大。由于蛋白质为两性电解质,所带电荷会受溶液 pH 的影响,在偏酸性环境中,正电荷增多,易与伊红结合,染色偏红;在偏碱性环境中,负电荷增多,易与亚甲蓝或天青结合,染色偏蓝。为此,需使用清洁中性的玻璃片,稀释染色需使用 pH 6.4~6.8 缓冲液。染色偏酸或偏碱时,应更换缓冲液后重染。

7. 瑞氏染液应贮存于棕色瓶密封避光保存,需等亚甲蓝逐渐转变为天青 B 后使用,放置时间越久,染色效果越好。

8. 配制瑞氏染料的甲醇必须用 AR 级(无丙酮)或以上,染液中可加适量中性甘油,以防甲醇挥发。

9. 瑞氏染色对胞质染色较好,而对胞核及寄生虫染色欠佳,临床通常采用瑞氏-吉姆萨染色,即瑞氏染粉 1g、吉姆萨粉 0.3g,加到 500ml 甲醇瓶中,然后颠倒混匀 10 余天即可用,此染液对胞质和胞核均具有良好的染色效果。

10. 各种血涂片染色情况及造成的可能原因见图12-3。

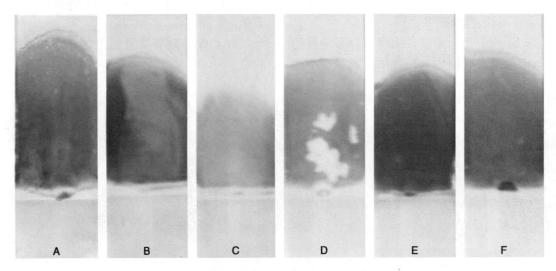

图 12-3　各种血涂片染色情况及造成的可能原因

A. 染色良好;B. 混匀不够,染色不均匀;C. 染色时间不够,偏淡;D. 血膜未干即染色或冲洗流水太大,导致部分血膜脱落;E. 染色偏碱;F. 染色偏酸

【思考题】

1. 简述血涂片制备的正确操作要点。

2. 简述瑞氏染色的正确操作要点。

3. 简述瑞氏染色过程中的注意事项。

(杨军军　刘　文)

实验 13　粪便涂片制备与碘液染色

【实验目的】

1. 掌握粪便涂片制备的正确方法。

2. 掌握粪便涂片碘液染色法。

3. 熟悉粪便涂片和碘液染色使用方法与注意事项。

【实验原理】

粪便直接涂片法包括生理盐水直接涂片法和碘液直接涂片法。生理盐水直接涂片法适用于检查原虫的滋养体和多种蠕虫卵,碘液直接涂片法适用于检查原虫的包囊。本法简便、快速,取材量少,但易漏检。

【实验器材】

1. 设备与耗材　电子分析天平,盖玻片(20mm×20mm),小竹签或小木棍,标记笔。

2. 试剂　氯化钠,碘化钾,碘,蒸馏水。

试剂配制

(1) 生理盐水配制(氯化钠溶液):称取氯化钠 8.5g,溶于 1 000ml 蒸馏水中即可。或称取氯化钠 0.9g,溶于 100ml 蒸馏水中,即可使用。

(2) 碘液配制:分别称取 6g 碘化钾和 4g 碘,并量取蒸馏水 100ml,先将碘化钾溶于水中,然后再加碘,溶解后贮于棕色瓶中备用。碘浓度为 2%~4%,碘化钾与碘的比例为 1~1.5 倍。碘原子不易溶于水,碘化钾是助溶剂。

【实验步骤】

(一) 生理盐水直接涂片法

1. 取一载玻片,滴一滴生理盐水于载玻片中央(图 13-1)。

2. 用小竹签或小木棍采集一份约米粒大小粪便标本(图 13-2)。

(1) 成形粪便表面和内部多部位取标本。

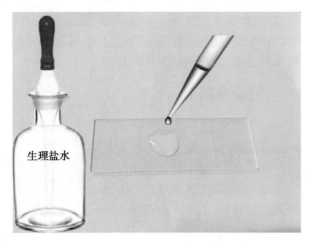

图 13-1　**生理盐水滴片**

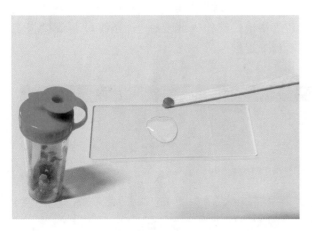

图 13-2　**取样**

（2）含有黏液或血液可从黏液或血液部位取标本。

（3）液体粪便从液体表面和液体深处采集标本。

3. 将采集的粪便标本与玻片上生理盐水混合。其厚度以透过粪膜隐约能辨认玻片下的字迹为宜（图 13-3）。

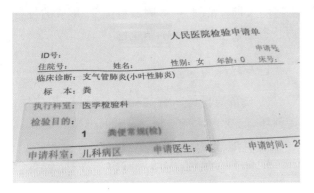

图 13-3　**生理盐水图片效果**

4. 在粪液上加盖玻片，可避免污染镜头。盖玻片与载玻片成 30°角，一边接触粪液后，缓慢放下，以免形成气泡（图 13-4）。

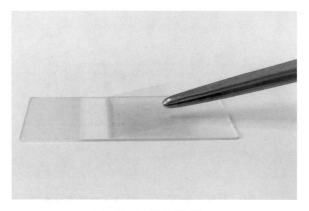

图 13-4　**添加盖玻片**

5. 用标记笔在载玻片一端做标本的编号。

（二）碘液直接涂片法

生理盐水直接涂片镜检疑为原虫包囊时，进行碘液染色。

1. 以碘液代替生理盐水滴加在载玻片上（图 13-5）。

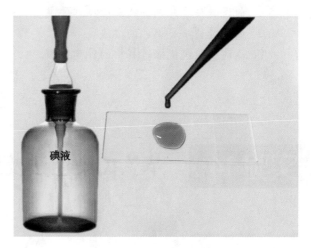

图 13-5　**碘液滴片**

2. 用小竹签或小木棍采集一份约米粒大小粪便标本。

3. 将采取的粪便标本与玻片上碘液混合后添加盖玻片。

4. 如果同时需要检查原虫滋养体，可在载玻片左右两边分别滴加生理盐水和碘液，制作粪液后再加盖玻片。这样可一侧观察滋养体，一侧观察包囊（图 13-6）。

【结果判读】

1. 在显微镜下观察标本，使用低倍物镜观察粪便涂片，必须浏览全片，避免遗漏和重复。

2. 如发现可疑虫卵或原虫，转用高倍物镜观

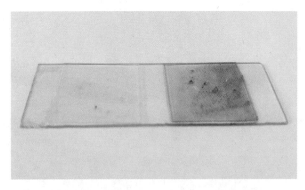

图13-6　载玻片一侧生理盐水涂片一侧碘液涂片

察,由于虫卵和包囊是无色的,故要降低光量,使用聚光镜光阑。

3. 在生理盐水涂片中原虫滋养体可保持活力和正常形态,易于观察。在碘液涂片中,包囊的内质被染成黄色或浅褐色,糖原泡为棕红色,囊壁、核仁和拟染色体均不着色。碘液涂片高倍镜下,内阿米巴属的包囊可见核膜,其他阿米巴的包囊核膜极薄,在高倍镜下不易看见。

【注意事项】

1. 为了保证不遗漏视野,可在涂片视野左侧找到边缘,并移动推进尺依次从上到下,从左到右依次观察,浏览整个粪便涂片。

2. 为提高检出率,减少漏检,每份标本采集不同部位粪便,制作3张粪便涂片。

3. 因为原虫的形态小,每一视野至少有一次改用高倍物镜,以检查是否有原虫。

4. 镜检时要先低倍物镜,但观察虫体宜转用高倍物镜。镜检光线要适当,光线过弱或过强都不利于观察。

【思考题】

1. 简述粪便涂片制备的正确操作要点。
2. 简述粪便碘液染色的方法。
3. 简述显微镜镜检过程中的注意事项。

（罗　嫚　刘　文）

实验14　革兰氏染色法及细菌基本形态观察

【实验目的】

1. 掌握细菌的革兰氏染色原理和方法。
2. 掌握细菌的基本形态。
3. 熟悉细菌涂片的制备方法。

【实验原理】

革兰氏染色原理有以下几种学说:

1. 革兰氏阳性菌细胞壁结构致密,肽聚糖层厚,脂质含量少,酒精不易渗入;革兰氏阴性菌细胞壁结构疏松,肽聚糖层薄,脂质含量多,酒精易渗入。

2. 革兰氏阳性菌等电点低(pI 2~3),革兰氏阴性菌等电点高(pI 4~5),在相同pH条件下,革兰氏阳性菌所带的负电荷比革兰氏阴性菌多,故与带正电荷的碱性染料(结晶紫)结合牢固,不易被酒精脱色。

3. 革兰氏阳性菌细胞内含有大量的核糖核酸镁盐,可与结晶紫、碘牢固地结合成大分子复合物,不易被酒精脱色;革兰氏阴性菌细胞内含有极少量的核糖核酸镁盐,吸附染料量少,形成的复合物分子也较小,故易被酒精脱色。

【实验器材】

1. 设备与耗材　普通光学显微镜,载玻片,接种环,记号笔,95%酒精,香柏油,酒精灯等。
2. 试剂　革兰氏染色液,生理盐水。
3. 样本　菌种:大肠埃希菌培养物、金黄色葡萄球菌培养物;示教片:细菌示教片。

【实验步骤】

（一）细菌涂片的制作

1. 载玻片准备载玻片使用前在95%酒精中

浸泡,去除油污,取一张清洁载玻片在火焰上通过数次,去除载玻片上黏附的酒精。

2. 涂片　取一张清洁载玻片,作好标记。接种环灭菌,冷却后取培养物涂片。①如为液体培养物,混匀标本,用灼烧并冷却了的接种环取菌液 1~2 环,直接均匀涂布于载玻片中央,涂布直径约为 1~1.5cm 范围,将接种环再灼烧灭菌放回原处。②如为固体培养物,先用灭菌的接种环取生理盐水 1~2 环于载玻片上,将接种环灼烧灭菌冷却后取少许菌苔与载玻片上的生理盐水混合,混匀,涂成直径约为 1~1.5cm 的菌膜,将接种环再灼烧灭菌放回原处。

3. 干燥　涂片最好在室温下自然干燥。也可将标本面向上,置于离酒精灯火焰上方约 15cm 高处微微加热烘干,切勿放在火焰上烧干;也可用电吹风吹干。

4. 固定　常用加热固定法。用玻片夹夹住已干燥的涂片一端,标本面向上,在火焰外焰上方水平快速来回通过 3 次,注意温度不宜过高,然后自然冷却。

固定既可以使菌体较牢固的黏附于载玻片上,染色时不宜被染液和水冲掉,又可以杀死细菌,改变菌体对染料的通透性,增加染色效果。

（二）革兰氏染色法

1. 初染　在制备好的涂片上滴加结晶紫染液 1~2 滴,均匀覆盖于菌膜上,染色 1min,用细流水从玻片的一端把游离的染液冲洗掉,甩去积水。

2. 媒染　滴加卢戈（Lugol）碘液数滴,染色 1min,用细流水冲洗,甩去积水。碘液是媒染剂,使结晶紫染料与细菌结合更牢固。

3. 脱色　滴加 95%酒精数滴,轻轻摇动玻片数秒钟,使均匀脱色,然后斜持玻片,再滴加 95%酒精,直到流下的酒精接近无色为止（约 0.5~1min）,用细流水冲洗,甩去积水。

4. 复染　滴加稀释苯酚复红染液数滴,染色 0.5~1min 后,用细流水冲洗,甩去积水。

吸水纸吸干,待标本片自然干燥,在玻片上滴加香柏油,用油镜观察。

（三）细菌的基本形态观察（示教）

1. 球菌

（1）革兰氏阳性球菌:①葡萄球菌:镜下菌体呈球形,紫色,直径约为 0.5~1.5μm,呈单、散

在或无规则、葡萄串状排列;②链球菌:镜下菌体呈圆形或卵圆形,紫色,直径<2μm,成对或链状（链的长短不一）排列,不规则。

（2）革兰氏阴性球菌:脑膜炎奈瑟菌镜下菌体呈球形,红色,直径约为 0.6~1.9μm,多呈肾形成对排列。

2. 杆菌

（1）革兰氏阳性杆菌-炭疽芽孢杆菌:镜下菌体呈粗大杆状,紫色,菌体较大约为（1~1.25）μm×（3~5）μm,两端平截,菌细胞常单个或短链状排列。

（2）革兰氏阴性杆菌-大肠埃希菌:镜下菌体呈杆状,红色,菌体大小约为（1.1~1.5）μm×（2~6）μm,单个或成对排列,不规则。

3. 弧菌:革兰氏阴性弧菌-霍乱弧菌:镜下菌体只有一个弯曲,红色,菌体大小约为（0.5~0.8）μm×（1.4~2.6）μm,呈弧形或逗点状,排列不规则。

【结果判读】

葡萄球菌染成紫色,为革兰氏阳性球菌,光学显微镜下呈无规则葡萄串状排列;大肠埃希菌染成红色,为革兰氏阴性杆菌,光学显微镜下呈散在排列。

【注意事项】

1. 涂片太厚或太薄,菌体分散不均匀,固定时菌体过分受热,脱色时间过长或过短,都可以使染色效果不佳,影响显微镜检查结果判定。

2. 所有染液应防止染液蒸发而改变浓度,特别是卢戈碘液久存或受光合作用后易失去媒染作用。

3. 涂片加热固定时温度不宜过高,以玻片反面触及手背部皮肤热而不烫为宜。

4. 脱色酒精以 95%浓度为宜,若酒精瓶封闭不严或涂片上积水过多,可使酒精浓度下降,而减弱其脱色能力。

5. 细菌的菌龄不同,革兰氏染色的结果也会有差异,如葡萄球菌幼龄菌染色呈紫色,而老龄菌染色呈红色,所以一般选择 16~18h 的培养物染色为宜。

6. 涂片冲洗时用细流水由玻片的一端冲洗,避免水流过急,压力过大或水流直接对准菌膜冲洗,使菌膜脱落。

【思考题】

1. 革兰氏染色的原理是什么？
2. 细菌涂片制备过程中,对载玻片的要求是什么？
3. 细菌涂片过厚或过薄对革兰氏染色有什么影响？
4. 革兰氏染色后金黄色葡萄球菌被染成红色,可能是什么原因造成的？

(董丽刚 刘 文)

实验 15 普通光学显微镜使用与维护

【实验目的】

1. 掌握低倍物镜、高倍物镜和浸液物镜(油镜)的使用方法。
2. 熟悉光学显微镜的使用与维护方法。
3. 了解光学显微镜的主要构造。

【实验原理】

光学显微镜为利用光学原理,把肉眼所不能分辨的观察样品放大成像。成像系统由两组会聚透镜系统组成,即通过目镜系统与物镜系统实现方法功能。物镜为焦距较短,成实像的透镜组,目镜为焦距较长,成虚像的透镜组。被观察物体置于物镜载物台上,经物镜第一次放大而产生倒立的实像且位于目镜组焦点内侧,该实像再经目镜二次放大后,可获得一个经过两次放大倒立的虚像,经目镜即可看清肉眼无法看到的微小物体。

【实验器材】

普通光学显微镜,瑞氏-吉姆萨染色的血涂片,香柏油,酒精-乙醚混合液,擦镜纸等。

【实验步骤】

(一) 准备

将显微镜小心地从镜箱中取出(移动显微镜时应以右手握住镜臂,左手托住镜座),放置在实验台的偏左侧,以镜座的后端离实验台边缘约 6~10cm 为宜,并检查显微镜的各个部件是否完整和正常。

(二) 低倍镜的使用

1. 对光 打开实验台上的工作灯(如果是自带光源显微镜,这时应该打开显微镜上的电源开关),转动粗调螺旋,使镜筒略升高(或使载物台下降),调节物镜转换器,使低倍镜转到工作状态(即对准通光孔),当镜头完全到位时,可听到轻微的扣碰声。

打开光圈并使聚光器上升到适当位置(以聚光镜上端透镜平面稍低于载物台平面的高度为宜)。然后用左眼向着目镜内观察(注意两眼应同时睁开),同时调节反光镜的方向(自带光源显微镜,调节亮度旋钮),使视野内的光线均匀、亮度适中。若为双目显微镜,右眼注视右目镜同时调整粗动调焦旋钮,再微微调整微动调焦旋钮一直到右眼能够清晰地看到物像,再通过调整双目旋轮直到左眼看到物像。

2. 放置玻片标本 让有盖玻片或有标本的一面朝上,将玻片标本放置到载物台上用标本移动器上的弹簧夹固定好,然后转动标本移动器的螺旋,使需要观察的标本部位对准通光孔的中央。

3. 调节焦距 用眼睛从侧面注视低倍物镜,同时用粗调螺旋使镜头下降或载物台上升,直至低倍镜头距玻片标本的距离小于 0.6cm(注意避免镜头碰破玻片)。然后用左眼在目镜上观察,同时用左手慢慢转动粗调螺旋使镜筒上升或载物台下降,直至视野中出现物像为止,再转动细调螺旋,使视野中的物像最清晰。

如果需要观察的物像不在视野中央,甚至不在视野内,可用标本移动器前后、左右移动标本的位置,使物像进入视野并移至中央。在调焦时如果镜头与玻片标本的距离已超过了 1cm 还未见到物像时,应严格按上述步骤重新操作。

(三) 高倍镜的使用

1. 在使用高倍物镜观察标本前,应先用低倍物镜寻找到需观察的物像,并将其移至视野中央,同时调准焦距,使被观察的物像最清晰。

2. 转动物镜转换器,直接使高倍物镜转到工作状态(对准通光孔),此时,视野中一般可见到不太清晰的物像,只需调节细调焦螺旋,一般都可使物像清晰。

（四）油镜的使用

1. 用高倍物镜找到所需观察的标本物像,并将需要进一步放大的部分移至视野中央。

2. 将聚光器升至最高位置并将光圈开至最大(因油镜所需光线较强)。

3. 转动物镜转换盘,移开高倍物镜,往玻片标本上需观察的部位(载玻片的正面,相当于通光孔的位置)滴一滴香柏油(折光率1.51)或液状石蜡(折光率1.47)作为介质,然后从侧面观察,使油镜转至工作状态。此时油镜的下端镜面一般应正好浸在油滴中。

4. 左眼注视目镜,同时小心而缓慢地转动细调螺旋(注意:这时只能使用微调节螺旋,千万不要使用粗调节螺旋)使镜头微微上升或载物台下降,直至视野中出现清晰的物像。操作时不要反方向转动细调节螺旋,以免镜头下降压碎标本或损坏镜头。若为双目显微镜,调节同低倍镜。

5. 油镜使用完后,必须及时将镜头上的油擦拭干净。操作时先将油镜升高1cm,并将其转离通光孔,先用干擦镜纸揩擦一次,把大部分的油去掉,再用沾有少许清洁剂或二甲苯的擦镜纸擦拭,最后再用干擦镜纸揩擦一次。至于玻片标本上的油,如果是有盖玻片的永久制片,可直接用上述方法擦干净;如果是无盖玻片的标本,则载玻片上的油可用拉纸法揩擦,即先把一小张擦镜纸盖在油滴上,再往纸上滴几滴清洁剂或二甲苯,趁湿将纸往外拉,如此反复几次即可擦净。

【注意事项】

1. 取用显微镜时,应一手紧握镜臂,一手托住镜座,不要用单手提拿,以避免目镜或其他零部件滑落。

2. 不可随意拆卸显微镜上的零部件,以免发生丢失损坏或使灰尘落入镜内。

3. 显微镜的光学部件不可用纱布、手帕、普通纸张或手指揩擦,以免磨损镜面,需要时只能用擦镜纸轻轻擦拭。机械部分可用纱布等擦拭。

4. 在任何时候,特别是使用高倍物镜或油镜时,都不要一边在目镜中观察,一边下降镜筒(或上升载物台),以避免镜头与玻片相撞,损坏镜头或玻片标本。

5. 显微镜使用完后应及时复原。先升高镜筒(或下降载物台),取下玻片标本,使物镜转离通光孔。如镜筒、载物台是倾斜的,应恢复直立或水平状态。然后下降镜(或上升载物台),使物镜与载物台相接近。再垂直反光镜,下降聚光器,关小光圈,最后放回镜箱中锁好。

6. 在利用显微镜观察标本时,要养成两眼同时睁开,双手并用(左手操纵调焦螺旋,右手操纵标本移动器)的习惯,必要时应一边观察一边计数或绘图记录。

7. 在从低倍物镜准焦的状态下直接转换到高倍物镜时,有时会发生高倍物镜碰擦玻片而不能转换到位的情况(可能是高倍物镜、低倍物镜不配套,非同一型号的显微镜上的镜头),此时不能硬转,应检查玻片是否放反、低倍物镜的焦距是否调好以及物镜是否松动等情况后重新操作。如果调整后仍不能转换,则应将镜筒升高(或使载物台下降)后再转换,然后在眼睛的注视下使高倍物镜贴近盖玻片,再一边观察目镜视野,一边用粗调螺旋使镜头极其缓慢地上升(或载物台下降),看到物像后再用细调螺旋准焦。

8. 显微镜是贵重精密的光学仪器,应正确使用、维护与保养。放置在通风干燥,灰尘少,不受阳光直接暴晒的地方,避免与酸、碱及易挥发具腐蚀性的化学药品放在一起。

【思考题】

1. 在低倍物镜下可清晰看到被观察样本,但转到油镜却调不出,可能是什么情况?如何处理?

2. 在观察骨髓片时,低倍物镜和油镜分别有什么作用?

3. 使用油镜加香柏油的目的是什么?可以换成菜油吗?

（刘　文　陈展泽）

实验 16 　荧光显微镜使用与抗核抗体观察

【实验目的】

1. 掌握荧光显微镜的检测原理和使用方法。
2. 熟悉荧光显微镜的维护保养与使用注意事项。
3. 熟悉抗核抗体荧光图像特征。

【实验原理】

荧光显微镜(fluorescent microscope)是利用特定波长的光(通常是紫外光或蓝紫光),激发生物标本内原有的荧光物质或者是被染上荧光染料/荧光抗体的物质,产生能观察到的各种颜色的荧光,通过物镜和目镜系统放大以观察标本的荧光图像,从而对观察物质进行定位、定性或定量研究的光学显微镜。

抗核抗体(antinuclear antibodies,ANA)狭义上是指抗细胞核抗原成分的自身抗体的总称;广义上是指整个真核细胞(包括核酸和核蛋白)所有抗原成分的自身抗体的总称。ANA是一组抗体,其类别主要是IgG,也有IgM、IgA、IgD和IgE,可与不同来源的细胞成分起反应,无器官和种属特异性。

目前国家临床实验室标准化委员会(NCCLS)推荐采用以人喉癌上皮细胞(HEp-2)为底物的间接免疫荧光法(indirect immunofluorescence assay,IIF)来检测ANA。其原理为待测标本中的ANA与抗原片(人喉癌上皮细胞 HEp-2 或动物器官组织如鼠肝、鼠肾等)的相应抗原发生特异性反应,用缓冲液洗去未结合物,然后滴加荧光素标记的抗免疫球蛋白抗体(又称荧光二抗),荧光二抗与结合在抗原片上的ANA再发生特异性结合,冲洗未结合的荧光二抗后,将抗原片在荧光显微镜下观察。如果荧光二抗结合部位出现荧光,表明标本中存在针对细胞相关抗原的抗体,即ANA为阳性。

【实验器材】

1. 设备与耗材　荧光显微镜,温箱,吹风机(冷风),吸管等。
2. 试剂与样本　抗核抗体检测试剂盒(标本稀释液、冲洗缓冲液、底物抗原片、荧光标记抗人IgG抗体、甘油缓冲液,阳性和阴性质控品);待测标本。

【实验步骤】

(一) 荧光显微镜的使用

1. 准备　荧光显微镜应在暗室进行观察,拉好窗帘,关闭房间电灯,确保工作环境为暗室。除去显微镜的防尘罩,确保显微镜灯室通风良好、无遮盖。装上汞灯灯箱,并转动灯箱卡圈上的拨杆,将灯箱与镜臂相连。但是,目前制造的荧光显微镜在调试使用时已经安装连接好汞灯灯箱,不需要自行每次安装。

2. 开机与预热　连接电源,依次打开计算机电源、显微镜激发光电源和照相机电源。荧光显微镜的超高压汞灯需预热 10~15min,水银才能完全蒸发,光源发出的强光才能达到最亮点。

3. 选择滤光片　任选一标本放在载物台上。根据标记的荧光素选择相应的滤光片,转动镜臂上的聚光镜旋钮使聚光镜移出光路,转动滤光片组转换手轮,将紫光(V)或蓝光(B)或绿光(G)激发滤光片转入光路,并将 10×荧光物镜转入光路。

4. 调整光源　用低倍物镜观察,根据不同型号荧光显微镜的调节装置调整光源中心,使其位于整个照明光斑的中央,便于观察。

5. 放置标本　将荧光染色标本放在显微镜的载物台上,调焦后即可观察。

6. 观察与记录　荧光显微镜所看到的荧光图像,一是具有形态学特征,二是具有荧光的颜色和亮度。在判断结果时,必须将两者结合起来综合判断。荧光亮度的判断标准:一般分为"四级",即"-"表示无或可见微弱荧光,"+"表示仅能见明确可见的荧光,"++"表示可见明亮的荧光,"+++"表示可见耀眼的荧光。有些实验(如血清抗核抗体形态观察)还需要记录荧光模型和血清阳性滴度。由于荧光很易褪色减弱,要及时摄影记录,方法与普通显微镜摄影技术基本相同。目前,主要采用 CCD 摄像机(charge coupled device,CCD)与计算机相连接,通过拍摄软件摄影记录图片。旧式荧光显微镜需要采用高速感光胶片。

7. 关机　使用结束先关闭显微镜电源,再关闭计算机。作好镜头和载物台的清洁,待灯室冷却至室温后,用防尘罩盖好显微镜,并作好使用记录。

（二）抗核抗体形态观察

1. 试剂准备　将试剂盒从冰箱取出置室温复温 10～15min，按使用说明书配制所需的应用缓冲液。

2. 标本稀释　按说明书进行标本稀释。

3. 加样　在每个反应区加入稀释标本和质控血清，37℃孵育 30min，使标本中的 ANA 与抗原成分充分反应。

4. 洗涤　用流水缓冲液冲洗反应底物片，然后立即放入装有冲洗缓冲液的容器浸泡 3min/次，重复 3 次。

5. 加荧光二抗　将荧光素标记的抗-IgG 抗体加到每个反应区。37℃孵育 30min，使荧光二抗与结合在抗原片的抗体充分反应。

6. 洗涤　方法同第 4 步，去除未结合的荧光二抗。

7. 封片　取出抗原片，冷风吹干。滴加 1 滴缓冲甘油于抗原片上，加载盖玻片封片，以延长荧光寿命。

8. 结果观察与判定　荧光显微镜观察抗原片细胞荧光强度和荧光模型。

（1）阴性：仅见到模糊、暗淡的非特异性微弱荧光。

（2）可疑：可见一定强度的荧光，但无法辨别荧光模型。

（3）阳性：可见明亮、清晰的亮绿色荧光，并可清晰辨别荧光模型。常见的荧光模型有：①均质型（homogenous，H），即整个细胞核呈均匀一致的荧光；②颗粒型（specked，S）又称斑点型，细胞核内呈斑点状或藕孔状荧光；③核膜型（rim），核周围呈高亮荧光光带；④核仁型（nucleolar，N），细胞核仁区荧光着色；⑤着丝点型（centromere），在非分裂区 HEp-2 细胞的细胞核内散在分布相同大小的颗粒荧光（46～92 个不等），在有丝分裂期，荧光颗粒聚集在细胞中板或位于两侧呈带状排列；⑥混合型：兼有两种或以上的荧光染色模型。

（4）阳性滴度检测：当标本初始稀释倍数检测结果为阳性时，应参照试剂说明书推荐的样本稀释度进一步检测，直至稀释至检测结果为阴性。阴性前的一个稀释度即为 ANA 滴度。常用的血清稀释度为 1∶100，1∶320，1∶3 200，1∶10 000 或 1∶80，1∶160，1∶320 倍比稀释，稀释度越高，表明 ANA 滴度越高，即浓度越高。

（三）荧光显微镜维护与保养

1. 日常保养　每次关机后，应将物镜调至侧面，以防物镜受损；罩上防尘罩，以防灰尘进入光路影响检测效果。如长时间不用，可将物镜和目镜保存在干燥器中。

2. 镜体和物镜的常规清洁

（1）镜体表面灰尘：只需用刷子、吹气球、干抹布轻轻将浮灰擦掉即可。

（2）镜体表面污渍：用抹布沾水擦拭，由于上漆工艺不同，尽量避免使用酒精擦拭。

（3）物镜表面灰尘：用吹气球吹或软毛刷轻擦。

（4）物镜镜片清洁：取下物镜，用裹好擦镜纸的木镊子或木棒，沾上擦镜液从镜片中心向外旋转擦拭进行清洁。特别是油镜，每次使用后，都须及时进行清洁。

3. 定期检查与维护　荧光显微镜应依据厂家要求及实验室制订的维护制度进行保养，如每年请专业的工程师进行清洁和维护等；并作好维护保养记录。

【注意事项】

1. 严格按照荧光显微镜出厂说明书的操作流程规范化操作，不得随意改变操作程序。

2. 显微镜电源应安装稳压器，使得电源电压波动不大于额定电压值的 5%。电压不稳会降低荧光灯的寿命。超高压汞灯工作时会散发大量热量，灯室必须有良好的散热条件，显微镜工作环境温度不宜太高。

3. 超高压汞灯工作时会产生强紫外线。为防止紫外线损伤眼睛，载物台前上方要安装黄色遮光板，灯泡必须置于灯室中方可点燃；在调整光源时应戴上能阻挡紫外光护目镜；确保安装合适的滤光片之后才开始观察标本。

4. 超高压汞灯寿命有限，标本应集中检查，以节省时间，保护光源。每次使用以 1～2h 为宜，一般单次使用不得超过 2～3h。使用时间过短，光源寿命减低；使用超过 90min，超高压汞灯的发光强度逐渐下降，荧光减弱。标本受紫外线照射 3～5min 后，荧光也明显减弱（暂不观察时，应用挡板遮盖激发光源）。超高压汞灯须预热 10min 左右达稳定状态后，再进行操作；汞灯点燃后，至少 30min 才可以熄灭。灯熄灭后欲再用时，须待灯泡充分冷却后才能点燃，且严禁频繁开闭，否则会大大降低汞灯使用寿命。

5. 使用油镜后必须使用二甲苯将镜头擦拭干净。

6. 一般暗视野荧光显微镜和用油镜（100×）观察标本时，必须使用镜油，应使用特质的无荧光镜油。

7. 每次检测 ANA 时,均需加入阳性和阴性质控血清。质控血清使用前必须充分混匀。

8. 洗涤是 ANA 检测的关键环节,洗涤不充分将会增加非特异性染色,从而影响观察结果。

9. 标本染色后应立即观察,否则应将标本放在聚乙烯塑料袋中避光 4℃保存,以减少荧光淬灭。

【思考题】

1. 简述荧光显微镜的正确操作要点。
2. 简述荧光显微镜观察抗核抗体的方法。
3. 简述荧光显微镜使用过程中的注意事项。
4. 简述荧光显微镜和普通显微镜的区别。

(陈清泉　胡志坚)

实验 17　相差显微镜使用与尿液红细胞形态观察

【实验目的】

1. 掌握相差显微镜的检测原理和操作技术。
2. 掌握相差显微镜在观察尿液红细胞形态中的应用。
3. 熟悉相差显微镜的维护保养与使用注意事项。

【实验原理】

相差显微镜(phase contrast microscope)是利用光的衍射和干涉现象,通过转盘聚光器的环状光阑和相差物镜的环状相板,将光的相位差转变为人眼可观察的振幅差(明暗差),使原来较透明的物体表现出明显的明暗差异,增强对比度,从而使人们能较清楚地观察到明视野显微镜中看不到或看不清的活细胞形态及其内部的某些细微结构。主要用于对未染色标本和活细胞生活状态下的生长、运动、增殖情况及细微结构的观察。

光波有振幅(亮度)、波长(颜色)及相位(指在某一时间上光的波动所能达到的位置,人眼无法区分相位)的不同。当光线通过无色透明的生物标本时,波长和振幅变化不大,用普通光学显微镜难以辨清这些标本的细微结构。由于细胞的各部分及细胞与周围介质之间折射率略有不同;光线通过各种界面时,一部分直接通过细胞称为直射光,另一部分变为衍射光;衍射光与直射光的波长一致,但相位比直射光大约推迟了约 1/4 个波长(λ)。相差显微镜在相位板的作用下,能够改变直射光或衍射光的相位,并且利用光的衍射和干涉现象,把相位差变成振幅差(明暗差或光强度差),同时它还吸收部分直射光线,以增大其明暗的反差。因此,相差显微镜能够显示透明未染色标本或活细胞的不同部位差异,是目前观察尿红细胞形态最常用的方法。由于泌尿系统疾病可导致尿液细胞学的变化,尿液标本便于采集,用相差显微镜观察尿液红细胞形态,有助于推测尿红细胞的来源部位。

【实验器材】

1. 设备与耗材　相差显微镜,水平离心机,离心管(要求清洁、干燥、无尘和无油脂),滴管,载玻片,盖玻片等。
2. 样本　新鲜血尿标本。

【实验步骤】

(一) 相差显微镜的使用

1. 普通显微镜明场观察　打开光源,旋转聚光器转盘,将"0"对准标示孔,使普通聚光器部分进入光路。在载物台上放置一标本,先使用低倍相差物镜(10×),按普通显微镜操作方法进行对光和调焦,使物像清晰,然后移去标本。

2. 相差装置调换安装　卸下普通显微镜的聚光器,将环状光阑装在聚光器支架上,装上 500~600nm 的绿色滤光片;从转换器上旋下普通物镜,换上相差物镜。

3. 光阑选择　旋转环状光阑,使光阑的直径和孔宽与所用的相差物镜相匹配,如相差物镜为 40×时则选择 40×标示孔的光阑。

4. 合轴调节　拔出普通目镜,插入合轴望远镜,一边从望远镜向内观察,并用左手固定其外筒;一边用右手转动望远镜内筒使其上升,对准焦点时就能看到环状光阑的亮环和相板的暗环,此时将望远镜固定。再升降聚光器并调节其下方的螺旋使亮环的大小与暗环一致,然后左右前后调整环状光阑聚光器上的调节钮,直至相板暗环与亮环两部分完全重合。

5. 观察　取下合轴望远镜,换回普通目镜,按明视野显微镜的方法进行相差观察。转换其他放大倍数的物镜时,选用相匹配的环状光阑,按照上述合轴调节的方法再次进行合轴调节。

(二) 尿液红细胞形态观察

1. 离心　吸取混匀的新鲜尿液 10ml 置清洁离心管内,相对离心力(RCF)为 400g(水平离心机,离心半径为16cm,转速为1 500rpm)离心 5min。用滴管吸去上清液,留下管底约 0.2ml 尿沉渣。

2. 制备尿沉渣涂片　混匀尿沉渣,取 1 滴(约 50μl)于清洁无痕载玻片上,盖上清液洁盖玻片,防止产生气泡。

3. 结果观察与记录　在相差显微镜下观察并记录结果。根据尿液中红细胞的形态可将血尿分3种:即均一性红细胞血尿(非肾小球源性血尿)、非均一性红细胞血尿(肾小球源性血尿)和混合性血尿。

(1) 均一性红细胞血尿:红细胞外形及大小多见正常,形态较一致,类似外周血未染色血片上的红细胞形态。在少数情况下,也可见到丢失血红蛋白的影细胞或外形轻微改变的棘细胞。

(2) 非均一性红细胞血尿:红细胞大小不一,体积可相差 3~4 倍,尿中可见 2 种形态以上的多形性变化的红细胞,如大红细胞、小红细胞、棘形红细胞、皱缩红细胞等。

(3) 混合性血尿:指尿中含有均一性和非均一性两类红细胞。依据哪一类红细胞超过50%,又可以分为以非均一性红细胞为主或均一性红细胞为主型血尿。

(三) 相差显微镜维护保养

1. 工作环境　为了使显微镜保持良好的工作状态,延长使用寿命,显微镜的工作环境应保持清洁、干燥、防尘,工作的温度范围一般为 5~40℃。

2. 日常清洁　每次使用完毕,应及时作好清洁,特别是目镜、物镜等容易污染的光学部件的清洁。

(1) 镜头:严禁直接用手或织物擦拭,应先用专用的橡皮球吹去表面灰尘,再用专用擦镜纸轻轻擦拭。去除镜头指纹或油渍可用少量的乙醚和酒精混合溶液沾湿专用擦镜纸擦拭。

(2) 显微镜玻璃以外其他部件:表面的灰尘只需用刷子、吹气球、干抹布轻轻将浮灰擦掉即可,表面污渍用无毛软布沾水或沾少量中性清洁剂擦拭。由于上漆工艺不同,尽量避免使用酒精等有机溶剂擦拭。

3. 关机维护　每次使用完毕,应将物镜调至侧面,以防物镜受损;罩上防尘罩,以防灰尘进入光路影响检测效果。如长时间不用,可将物镜和目镜保存于干燥器中。

4. 定期检查与维护　相差显微镜应依据厂家要求及实验室制订的维护制度进行保养,如每年请专业工程师进行清洁和维护等,并作好维护保养记录。

【注意事项】

1. 更换不同倍率的相差物镜时,需使用相匹配的环状光阑。每次更换镜头或标本后,均需进行合轴调节,否则显微成像效果不佳。

2. 因环状光阑会遮掉大部分光,物镜相板上共轭面又吸收大部分光,故视场光阑与聚光器的孔径光阑必须全部打开,且调亮光源。

3. 如需观察厚度较大的培养瓶(皿)底部的细胞,则需配备长焦距集光器。

4. 尿液标本宜用新鲜中段尿,排尿后最好在1h 内完成检查,最长不超过 2h。女性受检者还需防止月经血、阴道分泌物等混入尿液标本。

5. 影响尿液红细胞形态的因素较多,如尿液酸碱度、渗透量等。高渗尿会出现红细胞皱缩,体积变小呈星形或桑葚形;低渗尿会出现红细胞膨胀,体积变大;酸性尿红细胞体积可变小;碱性尿红细胞易溶解破裂,形成褐色颗粒。

【思考题】

1. 简述相差显微镜的操作要点。

2. 简述相差显微镜和普通显微镜的区别。

3. 简述相差显微镜使用过程中的注意事项。

(陈清泉　胡志坚)

实验 18　暗视野显微镜使用与细菌动力观察

【实验目的】

1. 掌握暗视野显微镜的结构、原理、性能及操作方法。

2. 掌握在暗视野显微镜下观察细菌的动力。

3. 熟悉暗视野显微镜的维护保养与使用注意事项。

【实验原理】

暗视野显微镜的结构特点主要是使用中央遮光板或暗视野聚光器,光源的中央光束被阻挡,不能由上而下地通过标本进入物镜,从而使光线改变路径,倾斜地照射在标本上,标本遇光反射或折射,散射的光线进入物镜内,因而整个视野是黑暗的,样品是明亮的。由于被检样品与背景之间的明暗反差很大,即使所观察微粒小于显微镜的分辨率,仍可通过它们散射的光而发现其存在,故暗视野显微镜可用于观察活细菌及细菌鞭毛的运动性,也可用于鉴别酿酒酵母的死细胞与活细胞。

【实验器材】

暗视野聚光器,明视野显微镜(普通光学显微镜),恒温培养箱,超净工作台,载玻片,盖玻片,擦镜纸,滤纸,香柏油,二甲苯,枯草芽孢杆菌或大肠埃希菌的培养物(培养 16~18h)。

暗视野显微镜的光路示意图见图 18-1。

普通光学显微镜暗视野显微镜

【实验步骤】

(一) 暗视野显微镜的使用

1. 转动螺旋,使普通光学显微镜的聚光器下降,取下聚光器,换上暗视野聚光器。

2. 转动螺旋,上升暗视野聚光器,使聚光器的透镜顶端与镜台平齐。

3. 用强光源的显微镜灯(带会聚透镜)照明,将光圈孔调至最大。

4. 调节好光源和反光镜,使光源光线正对落在反光镜中央,并反射入聚光器。

(二) 细菌动力观察

1. 取洁净载玻片一张,在其中央滴加一滴

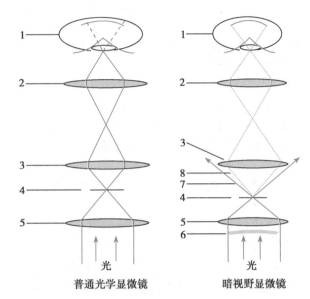

图 18-1　显微镜光路示意图

注:1:眼,2:目镜,3:物镜,4:标本,5:集光器,6:暗视野光阑,7:直光,8:散射光

枯草芽孢杆菌或大肠埃希菌的幼龄菌液,盖上洁净的盖玻片(勿产生气泡),制作细菌水浸片。

2. 在聚光器透镜顶端的平面上,滴加一滴香柏油,将制片置于镜台上,将标本移至物镜下。

3. 升起聚光器,使载玻片的下表面与香柏油接触(避免产生气泡)。

4. 换用油镜(100×),在盖玻片上滴加一滴香柏油,适当地进行聚光器的调焦和调中,使暗视野照明处于最佳状态。转动粗、细调节螺旋,使菌体更清晰。油镜的使用方法及注意事项见实验 15。

【注意事项】

1. 制片时载玻片和盖玻片要求非常清洁,确保无油脂、无裂痕,以免反射光线。

2. 因暗视野聚光器的数值孔径较大(N. A = 1.2~1.4),焦点较浅,因此载玻片和盖玻片不宜太厚,通常载玻片的厚度为 0.7~1.2mm,盖玻片厚度为 0.10~0.17mm,否则被检物将无法调至聚光器焦点处。

3. 聚光器与载玻片之间滴加的香柏油要填满,不能存有气泡,否则照明光线于聚光镜上面将

被全面反射,得不到暗视野照明。

4. 在用低倍镜调节亮度并聚焦样品时,开始是在载玻片上出现一个中间有一黑点的光环,应再继续调制成为一明亮的光点,且光点越小越好。

当聚光器调至准确位置时,可见视野中心有一圆点的光。

5. 暗视野显微镜使用结束后,需及时用二甲苯将香柏油擦拭干净,作好显微镜保养。

【思考题】

1. 比较暗视野显微镜和普通光学显微镜的异同。
2. 简述暗视野显微镜的优缺点。
3. 在暗视野显微镜中,如何区分菌体是布朗运动、随水流动还是自主运动。

(代　敏　胡志坚)

实验 19　低速离心机使用与尿液离心

【实验目的】

1. 掌握低速离心机的操作原理和正确使用方法。
2. 掌握尿液离心的操作步骤。
3. 熟悉低速离心机的维护保养与使用注意事项。

【实验原理】

离心机由外壳、旋转部分及电器控制系统组成。离心机工作时,在电机驱动下,旋转头承载分离样品高速旋转,形成相对离心力场,利用离心力分离液体与固体颗粒或液体与液体的混合物中的各组分,例如乳浊液中两种密度不同且互不相溶的液体。不同质量的物质在离心力的作用下,沉淀于不同表层,从而达到分离效果。

【实验器材】

离心试管:可用塑料或玻璃制成,须有盖、足够长、干净、透明、带体积刻度(精确到 0.1ml)、容积在 12ml 到 15ml 之间。

低速离心机:低速离心机主要部件包括盖门、电子门锁、控制面板、液晶显示、应急手动门锁、电源开关、外壳、散热交换窗、可调节机脚等,见图19-1。

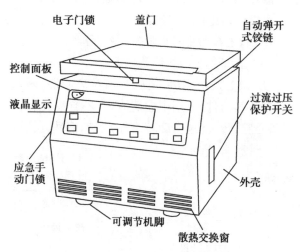

图 19-1　低速离心机的结构示意图

【实验步骤】

(一) 低速离心机使用

1. 打开机盖,将用天平称重相等的试液样品(离心管)对称放入转头的适配器中,单份试液样品必须使用空离心管加水与之配平(较大的不平衡会使离心机噪声增大,不平衡量引起离心机振动会对样品的分离效果产生影响)。

2. 锁好机盖,插上电源插座,打开离心机电源总开关。

3. 设置时间　点击时间调节键,输入运行时间参数。

4. 设置转速　按转头上打印的最高转速的数据,点动转速调节器,设置小于或等于该数据的转速参数。

5. 离心力显示方式　在机器的运转中点动转速/离心力转换键,显示窗则转换显示离心力,再点动转换键,显示窗复位显示转速。当时间设置为"00"时,离心机不能启动,离心机在运转过程中,所有参数不能调节。

6. 启动离心机　点击启动键,离心机开始运转。

7. 停机　离心机在定时运转结束后(如中途停机,点击停止键),转头在完全停止转动时发出几声"嘀"鸣,方可打开机盖,取出样品。

（二）低速离心机校准

1. 本仪器的校验应每年进行 1 次。

2. 仪器到期需要进行校验前 3 个月,由计量局(或有资质专门机构)派工程师进行校验。

3. 在规定的校验周期内,如进行了特定保养、故障维修、仪器搬动或室内质控失控无法纠正时,也可申请进行仪器校验。

4. 仪器校验由工程师按厂家标准进行。

（三）低速离心机维护保养

1. 离心机使用后,用软布擦拭离心腔、转头(包括旋转组件)。用中性清洁剂(不含氯化物),对离心腔、转头(包括旋转组件)定期清洗。清洗前,请关闭电源开关,并拔下电源插头。

2. 经常检查适配器,有老化、破损现象应立即更换。

3. 每 6 个月须将转头拆下,中心孔擦净后涂抹少量润滑油,以保证与电机轴良好配合。

4. 定期检查盖电门系统与电锁系统是否工作正常。

5. 更换熔断器或检修离心机,必须拔掉电源插头。

6. 定期查看进出风口是否堵塞,有排风扇的是否工作正常,及时维护或更换。

（四）尿液标本离心

1. 尿标本用量:尿液沉渣镜检应准确取尿 10ml,如标本量<10ml 时应注明。

2. 离心后留尿量:在相对离心力 400g 条件下离心 5min。离心后,一次性倾倒或吸弃上清液尿液,留取离心管底部尿液 0.2ml。

3. 尿沉渣制备:充分混匀尿沉渣液,取适量滴入尿沉渣板,或取 $20\mu l$ 滴入载玻片后加盖玻片镜检。

【维护与保养记录】

离心机使用维护与保养记录于表 19-1。

表 19-1　离心机使用维护与保养记录表

离心机型号:

日期	工作状态			清洁消毒	记录人
	正常	故障描述	处理方法		
保养	每周用含有效氯 0.36 消毒片溶于 700ml 水中,对离心机进行清洁消毒				

【注意事项】

1. 系统环境

（1）离心机应放在稳定的台面上,以防离心机滑动或振动,出现事故。

（2）离心机进出风口不得堵塞。装有排风系统的离心机,发现排风扇损坏不运转,应立即更换。

2. 操作干扰

（1）分离样品的配平,直接影响离心机运转是否平稳,否则分离效果达不到要求,严重时引起强烈共振,影响离心机的寿命,甚至伤害人员。

（2）发生离心机在使用中破损的情况,必须在停机后,按实验室生物安全要求清理干净离心管残片和流出的样品残液。

（3）离心机出现异常振动和声音,应立即切断电源,由专业人员进行检查和维修。

【思考题】

1. 简述低速离心机的正确操作要点。
2. 简述尿液离心的操作方法与注意事项。
3. 简述低速离心机的维护保养与使用注意事项。

（周迎春　龚道元）

实验20　差速离心法分离细胞器

【实验目的】

1. 掌握差速离心法分离植物细胞线粒体的基本技术以及线粒体在显微镜下的基本形态。
2. 熟悉差速离心法的基本原理。

【实验原理】

差速离心主要是采取从低速到高速,逐级提高离心速度的方法分离不同大小的细胞器。使较大的颗粒先在较低转速中沉淀,再用较高转速将原先悬浮于上清液中的较小颗粒分离沉淀下来,从而达到分离各种亚细胞组分的目的。细胞器沉淀的顺序依次为:细胞核、线粒体、溶酶体与过氧化物酶体、内质网与高尔基体、核蛋白体。通过差速离心可将细胞器初步分离。检测原理示意图见图20-1。

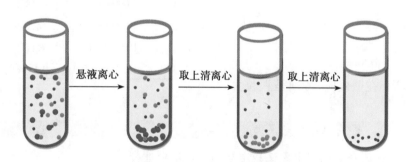

图20-1　差速离心的基本原理示意图

【实验器材】

1. 设备与耗材　温箱,冰箱,冷冻控温高速离心机或普通高速离心机,显微镜,解剖盘,玻璃匀浆器,瓷研钵,剪刀,镊子,载玻片,盖玻片,漏斗,小烧杯,培养皿,纱布,尼龙织物。

2. 试剂

（1）线粒体离心匀浆介质:0.25mol/L 蔗糖,50mmol/L 的 Tris-盐酸缓冲液（pH 7.4）,3mmol/L EDTA,0.75mg/L 牛血清白蛋白（BSA）。

（2）20%次氯酸钠（NaClO）溶液。

（3）1%詹纳斯绿 B 染液,用生理盐水配制。

（4）0.5mol/L 的甘露醇溶液（pH 7.2）。

3. 样本　玉米黄化幼苗。

【实验步骤】

1. 玉米黄化幼苗的准备　玉米种子用 20% 次氯酸钠溶液浸泡 10min 消毒,清水冲洗 30min,再用清水浸泡 15h。然后将种子平铺在放有湿纱布的解剖盘内,保持湿度,置于 28℃ 温箱中暗处培育 2~3d。待胚芽长到 1~2cm 长时备用。

2. 将玉米黄化幼苗剪下分成二份,每份约 5g,在 0~4℃ 冰箱中放置 1h。

3. 将幼苗剪碎直接倒入研钵中,以 1:3 的比例（重量体积比 g:ml）加入 0~4℃ 预冷的线粒体离心匀浆介质,快速磨碎,注意先加入少许介质液,研碎后再将余液加入,制成匀浆。

4. 将匀浆用双层尼龙织物过滤除去残渣。

5. 取滤液在低温高速离心机中 3 000rpm 离

心 10min,再次除去核和杂质沉淀。

6. 取上清液在低温高速离心机中 10 000rpm 离心 10min,弃上清液。

7. 所留沉淀用匀浆介质液洗涤,10 000rpm 离心 10min,弃上清液。

8. 将所得沉淀悬浮于 0.5mol/L、pH 7.2 甘露醇溶液中,置冰箱备用。

9. 线粒体染色　将制备的线粒体悬液滴于干净的载玻片上,立即滴加 1%詹纳斯绿 B 染液染色 20min。

10. 线粒体观察　放上盖玻片(需特别干净),用显微镜观察,线粒体呈蓝绿色圆形颗粒。

【数据记录与处理】

见表 20-1。

表 20-1　线粒体分离实验结果记录表

离心物	离心速度/rpm	离心时间/min
玉米黄花匀浆滤液	3 000	10
离心上清液	10 000	10
沉淀加匀浆介质悬浮液	10 000	10

线粒体染色结果:

【注意事项】

1. 差速离心法存在壁效应,特别是颗粒大、浓度高时,在离心管一侧会出现沉淀;颗粒易被挤压,尤其在离心力过大,离心时间过长时,颗粒易变形,聚集而失活。

2. 由于样品中各种大小和密度不同的细胞器在离心介质中是均匀分布的,故每级分离得到的第一次沉淀必然不是纯的最重的颗粒,需经反复悬浮和离心加以纯化。

3. 玉米黄化幼苗线粒体的分离整个过程保持在 0~4℃。

4. 离心机应始终处于水平位置,与外接电源、电压匹配。

5. 镜检最好用相差显微镜,所用盖玻片必须干净。

6. 分离不同细胞器时应采用不同的离心速度和时间,见表 20-2。

表 20-2　不同细胞器应采用不同的离心速度和时间

沉淀	离心力/g×时间/min	分离的细胞器
A	150×20	完整细胞
B	1 000×20	细胞核、细胞脆片
C	3 000×6	叶绿体
D	10 000×20	线粒体、溶酶体
E	105 000×120	微粒体
F	105 000×20	0.26%脱氧胆酸钠核糖体

【思考题】

1. 为什么在细胞器分离过程中需保持在 0~4℃环境中进行?

2. 在制备匀浆时,为什么要尽量把玉米黄化幼苗剪碎?

(陶华林　胡志坚)

实验 21　琼脂糖凝胶电泳分离血清脂蛋白

【实验目的】

1. 掌握琼脂糖凝胶电泳的原理。
2. 熟悉琼脂糖凝胶电泳的特点和操作要点。

【实验原理】

带电颗粒在电场中向着与其电性相反电极移动的现象称为电泳,其移动方向和速度取决于本身所带电荷的性质和数量、电场强度以及缓冲溶液 pH 等因素。琼脂糖凝胶电泳是利用琼脂糖作为支持介质的一种电泳方法。

琼脂糖凝胶是由 D-半乳糖和 3,6 脱水 L-半乳糖的残基通过氢键交替排列组成的直链多糖。琼脂糖凝胶具有网状结构,物质分子通过时会受到阻力,大分子物质在电泳时受到的阻力大,因此在凝胶电泳中,带电颗粒的分离不仅取决于净电荷的性质和数量,而且还取决于分子大小,这就大大提高了分辨能力。电泳时,因为凝胶中含水量大(98%~99%),固体支持物的影响较少,故电泳速度快、区带整齐。而且由于琼脂糖不含带电荷的基团,电渗影响很小,是一种良好的电泳材料,分离效果较好,兼有"分子筛"和"电泳"的双重作用。

血清脂蛋白经饱和苏丹黑 B(或油红)染色后,加在琼脂糖凝胶板上,置电泳槽中电泳,根据各种载脂蛋白所带电荷量的不同,可分出脂蛋白各区带,分别测量各区带的浓度,即可求出相对百分比。

【实验器材】

1. 仪器与耗材　电泳仪,电泳槽,分光光度计或光密度扫描仪,离心机,水浴锅,染色盘,微量注射器,镊子,剪刀,试管,试管架,可调加液器,2cm×8cm 玻璃片,挖槽工具。

切口刀:刀口长 15mm 的刀片,中央夹一块有机玻璃或木片,用螺丝固定,使两刀片相距 1.5mm。

挖槽小匙:用直径 1.5mm 的铜丝约 6cm 长,一端锤成扁平,用砂纸磨光。

2. 试剂

(1) 巴比妥缓冲液(pH 8.6):称取巴比妥钠 15.4g、巴比妥 2.76g 及 EDTA 0.29g,加水溶解后,再加蒸馏水定容至 1 000ml(pH 为 8.6,离子强度 0.075),作为电极缓冲液。

(2) 苏丹黑染色液:将苏丹黑 0.5g 溶于无水酒精 5ml 中至饱和。

(3) 凝胶缓冲液:称取三羟甲基甲烷(Tris) 1.212g,EDTA 0.29g 及 NaCl 5.85g,用蒸馏水溶解后,稀释至 1 000ml,调节 pH 至 8.6。

(4) 5g/L 琼脂糖凝胶:称取琼脂糖 0.50g 溶于 50ml 凝胶缓冲液中,再加水 50ml,在水浴中加热至沸,待琼脂糖完全溶解后,立即停止加热。

3. 样本 新鲜血清(无溶血现象)。

【实验步骤】

1. 预染　血清 0.2ml 加苏丹黑染色液 0.02ml 于试管中,在混合后置于 37℃ 水浴染色 30min,然后离心(2 000rpm)约 5min。

2. 制备琼脂糖凝胶板　将预先配制的 5g/L 琼脂糖凝胶十沸水浴(或微波炉)中加热融化,用 10ml 吸管吸取约 3ml 凝胶溶液浇注在载玻片上,静置约 30min 后凝固(天热时需延长,可放冰箱数分钟加速凝固)。

3. 点加预染血清　在已凝固的琼脂糖凝胶

板距一端 1.5cm 处,用自制打孔器(在小玻璃片的两面固定两片小胶片)垂直打入凝胶后立即取出,然后用胶片剥出长方小条凝胶。用小片滤纸吸干小槽中的水分,注意不要损坏槽边缘的凝胶。最后,再用微量注射器吸取经过预染的血清约 20μl 注入凝胶板上的小槽内。

4. 电泳　将已加入预染血清的凝胶板水平移至电泳槽中(图 21-1),使加样端接在阴极一侧,用电泳槽缓冲液把四层纱布浸湿做成"引桥",敷于胶板的两端,各搭住凝胶板约 1cm 左右,"引桥"的另一端浸于电泳槽内的巴比妥缓冲液中,使血清样品扩散进入凝胶,5min 后接通电源,电压 100~120V,电流约为 3~4mA 凝胶板,电泳 40~50min,待最前端区带电泳至玻片 2/3 处时即可终止电泳,可见分离脂蛋白色带。

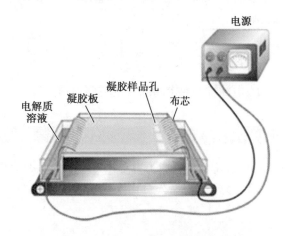

图 21-1　琼脂糖血清脂蛋白电泳示意图

5. 固定、漂洗与烘干将电泳后的凝胶板浸入固定液中固定约 20min,以增强区带的不溶性和加强与染料的结合力。正常人空腹血清脂蛋白被分成三条区带,从负极到正极依次为 β 脂蛋白(最深)、前 β 脂蛋白(最浅)及 α 脂蛋白(比前 β 脂蛋白略深),在原点处应无乳糜微粒,见图 21-2。将固定后的凝胶板用自来水漂洗数次,然后置于 80℃ 烘箱中烘干成薄片状保存或进行定量。

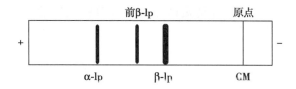

图 21-2　血清脂蛋白电泳区带模式图

6. 定量测定

(1) 扫描定量:将已烘干的凝胶片直接放到吸光度扫描仪上,通过扫描得出各种脂蛋白的百分比含量。

（2）比色定量：将电泳后凝胶板上各区带切下，另外取相当于区带宽窄的无色凝胶作为空白对照，分别移入盛有 3ml 蒸馏水的试管内，将各管同时置于沸水浴中 5min，当凝胶溶解为透明澄清的溶液后，稍冷却，用分光光度计，选波长 600nm，分别记录各管吸光度值。

【数据记录与处理】

1. 观察区带数目　正常人空腹血清脂蛋白电泳后，自阴极到阳极的脂蛋白区带依次为：（　　）、（　　）、（　　）。

2. 定量测定　结果记录于表 21-1。

表 21-1　血清脂蛋白定量实验结果记录表

区带名称	CM	β-Lp	前 β-Lp	α-Lp
各区带%				

【注意事项】

1. 电泳样品要求为新鲜的空腹血清。

2. 加热溶化琼脂糖时，须防止水分蒸发过多。琼脂糖凝胶最好现用现制，以免凝胶表面干燥，影响分离效果。

3. 浇注琼脂糖凝胶板要尽量厚薄均一，否则会影响脂蛋白的分离效果。

4. 点样口要大小适宜，边缘整齐、光滑，否则会影响电泳图谱。

5. 琼脂糖凝胶的浓度如果大于 1%，β 脂蛋白和前 β 脂蛋白不易分开；浓度过低，则凝胶的机械强度太低，不易操作。

6. 如果用一个形状大小和小槽一样的有机玻璃片，在琼脂糖胶凝固前固定于适当位子上，当凝固后取出有机玻璃片，凝胶板上留下小槽可直接加样，不需挖槽。

7. 将凝胶板放入电泳槽中，切记应与电力线平行、样品端置阴极、引桥纱布不能搭在样品上。

8. 如果需要保留电泳样本，可将电泳后之凝胶板（连同玻片）放于清水中浸泡脱盐 2h，然后放烘箱（80℃左右）烘干即可。

【思考题】

1. 血清琼脂糖脂蛋白电泳可将脂蛋白分为哪几条区带？血清脂蛋白电泳有何临床意义？

2. 为什么 β-脂蛋白比 α-脂蛋白染色深？

（李树平　胡志坚）

实验 22　血清蛋白醋酸纤维薄膜电泳

【实验目的】

1. 掌握血清蛋白醋酸纤维薄膜电泳基本原理、操作方法及注意事项。

2. 了解血清蛋白醋酸纤维薄膜电泳的临床应用。

【实验原理】

血清主要蛋白质的等电点均低于 pH 7.0。在 pH 8.6 的缓冲液中各蛋白质带负电荷，在电场中向正极移动。因各种血清蛋白的等电点不同，在同一 pH 下带电荷数量不同，各蛋白质的分子大小也有差别，故在电场中的移动速度不同。分子小而带电荷多的蛋白质电泳速度较快，分子大而带电荷少的电泳速度较慢，借此可将血清蛋白分离成清蛋白、α_1 球蛋白、α_2 球蛋白、β 球蛋白和 γ 球蛋白 5 条主要区带。将薄膜置于染色液中使蛋白质固定并染色后，不仅可看到清晰的色带，还可将色带染料分别溶于碱溶液中进行定量测定，从而计算出血清中各种蛋白质的百分含量。

【实验器材】

1. 仪器与耗材　722 型分光光度计，电泳仪，电泳仪电源，点样器，染色皿，漂洗器，镊子，醋酸纤维薄膜（剪成 2cm×8cm 的规格）。

2. 试剂

（1）巴比妥缓冲液（pH 8.6,I=0.06）：取巴比妥钠 12.76g,巴比妥 1.66g,加蒸馏水约 800ml 后加温助溶,冷却后加蒸馏水稀释至 1 000ml。

（2）染色液：称取氨基黑 10B 0.1g,溶于 20ml 无水酒精中,加冰醋酸 5ml,甘油 0.5ml;另取磺柳酸 2.5g 溶于少量蒸馏水中,加入前液,混合摇匀,加蒸馏水定容至 100ml。

（3）漂洗液：取 95% 酒精 45ml、冰醋酸 5ml、蒸馏水 50ml,混匀即可。

（4）洗脱液：0.4mol/L NaOH 溶液。

（5）透明液：取冰醋酸 25ml,加 95% 酒精至 100ml。

3. 标本　新鲜血清（无溶血现象）。

【实验步骤】

1. 浸泡　取 2cm×8cm 醋酸纤维薄膜 1 条,在薄膜的无光泽面（粗糙面）距一端 1.5cm 处,用铅笔预先划一条直线作为点样线,在缓冲液中浸泡 30min 待薄膜自然下沉（有多条薄膜同时浸泡时应注意不要重叠在一起）,取出放在折叠的滤纸中吸干表面液体。

2. 点样　用点样器的边缘沾上血清后,垂直印在薄膜粗糙面的点样线上,使血清通过点样器印吸在薄膜上,待样品全部渗入薄膜后,移开点样器,点样力度要均匀,见图 22-1。此步是实验的关键。

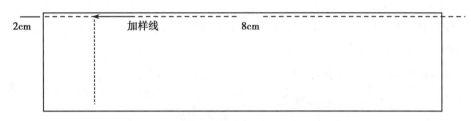

图 22-1　醋酸纤维薄膜规格及点样位置示意图

3. 电泳　将点样面向下,点样端的薄膜平贴在阴极电泳槽支架的滤纸桥上,另一端平贴在阳极端支架上（图 22-2）。要求薄膜紧贴盐桥并绷直,中间不能下垂。连接好电泳仪,加电泳槽盖,平衡 2～3min,在室温下电泳,打开电源开关,调节电压为 100V、电流为 0.4～0.5mA/cm 宽。电泳时间 45～60min,泳动距离约达 3.5～4.0cm 时可结束电泳。

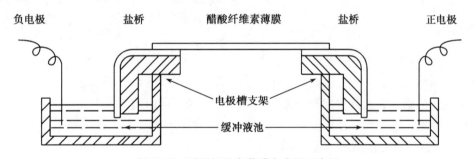

图 22-2　醋酸纤维素薄膜电泳仪示意图

4. 关闭电泳装置　电泳完毕,调节旋钮使电流为零,切断电源。

5. 染色与漂洗　务必切断电泳仪电源后才能进行后续操作。取出薄膜并直接浸于染色液中 3～5min,取出后用流水冲洗,再依次在第一、第二、第三漂洗液中漂洗,最后再用清水冲洗,至背景漂尽、可清晰分辨出 5 条色带为止。见图 22-3。

6. 定量　取试管 6 支,编号,将漂洗后的薄膜夹于滤纸中吸干,剪下各蛋白区带及一小段未

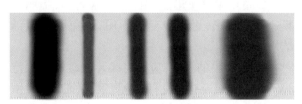

图 22-3　血清蛋白电泳氨基黑 10B 染色

着色的空白区（作为空白管）,分别置于各试管中。向各管中加 0.4mol/L NaOH 4.0ml,反复振摇使之充分洗脱。

7. 比色 用 600nm 波长,以空白管调整吸光度到"0"点,分别读取清蛋白(A)、α_1 球蛋白、α_2 球蛋白、β 球蛋白、γ 球蛋白的吸光度值。

8. 计算

蛋白总吸光度 $T = A + \alpha_1 + \alpha_2 + \beta + \gamma$

清蛋白% $= A/T \times 100\%$

α_1 球蛋白% $= \alpha_1/T \times 100\%$

α_2 球蛋白% $= \alpha_2/T \times 100\%$

β 球蛋白% $= \beta/T \times 100\%$

γ 球蛋白% $= \gamma/T \times 100\%$

【参考区间】

由于各实验室采用的电泳条件不同,染色方法各异等,故参考区间可能有差异,各实验室宜根据自己的条件确定参考区间,蛋白电泳的氨基黑 10B 染色洗脱法参考区间见表 22-1。

表 22-1 氨基黑 10B 染色洗脱法参考区间

蛋白质组分	占总蛋白的百分数/%
清蛋白	55.8~66.1
α_1 球蛋白	2.9~4.9
α_2 球蛋白	7.1~11.8
β 球蛋白	8.4~13.1
γ 球蛋白	11.1~18.8

【注意事项】

1. 醋酸纤维素薄膜的预处理电泳所用的醋酸纤维素薄膜应当厚薄均匀、干湿适度且无油脂、灰尘等其他物质的沾染。薄膜的浸润与选膜是电泳成败的重要关键之一。

(1)薄膜的选择:市售醋酸纤维素薄膜均为干膜片,可将干膜片漂浮于电泳缓冲液表面 15~30s,如膜片能整块迅速润湿且吸水均匀,提示该膜片符合要求;否则应弃去不用,以免影响电泳结果。

(2)薄膜的浸泡:应当将膜片在缓冲液浸泡 30min 以上,直至膜片没有白色斑痕,保证干膜片恢复到原来多孔的网状结构。最好是让漂浮的薄膜吸满缓冲液后自然下沉,可避免膜片上带有小气泡。有多条薄膜同时浸泡时应注意不要重叠在一起。

(3)薄膜的润泽度:浸泡好的薄膜在点样前可用滤纸吸去多余的缓冲液。缓冲液太多在点样时会引起样品扩散;但也不能太干,太干则样品不

易均匀扩散至薄膜的网状结构内,造成电泳起始点参差不齐,影响分离效果。

(4)薄膜的拿取:为防止油脂、灰尘等其他物质的沾染,应戴手套或用竹镊子拿取薄膜片。使用时要注意分清薄膜的正(粗糙)面和反(光滑)面。

2. 缓冲液

(1)缓冲液选择:巴比妥缓冲液浓度不宜过大也不宜过小。浓度过低,则蛋白区带泳动速度快,并由于扩散而变宽;浓度过高,则区带泳动速度慢,其分布过于集中不易分辨。缓冲液浓度选择与样品及薄膜的薄厚也有关,可以通过预实验来获得最佳缓冲液浓度。

(2)缓冲液加注:电泳仪槽两边的缓冲液应保持液面在同一水平面上,槽里的缓冲液要保持清洁。

3. 标本及点样

(1)血液样本:标本应新鲜,不得溶血;在薄膜正面点样,量不宜过多。

(2)加样量:原则上,检测方法越灵敏所需样品量越少,在电泳分离时更有利。通常情况下,血清蛋白常规电泳分离的每厘米加样线的加样量不超过 $1\mu l$(相当于 60~80μg 的蛋白质)。如电泳后行染色洗脱法定量时,每厘米加样线上加样量应控制在 0.1~5μl(约相当于 5~1 000μg 蛋白)。对每种样品最好通过预实验来确定最佳加样量。

(3)点样技巧:正确而娴熟的点样手法是获得理想图谱的重要环节之一。点样时血清加样器一定要与薄膜边缘垂直,呈一条直线,动作应轻、稳,避免用力过大弄坏薄膜或印出凹陷而影响电泳分离效果。

4. 薄膜的放置 膜点样端放负极,薄膜正面朝下,紧贴盐桥并绷直,中间不能下垂。

5. 电量和电极 一般以电压 25V/cm、电流强度 0.4~0.5mA/cm 宽为宜。由于存在热效应,电流强度过大时,尤其在高温环境中,不仅可导致蛋白质变性,还可引起缓冲液中水分蒸发,使其浓度增加或造成膜片干涸。电流过低,则样品泳动速度慢且易扩散。电泳开始前要检查电极是否干净,正负极是否搭反。

6. 电泳时极性不能插反 通电时不得触摸槽内缓冲液或薄膜,以防触电;注意控制电泳时间,当泳动距离约 3.5~4.0cm 时蛋白区带可得到

较好的分离,一般夏季电泳时间可控制在 45min 左右,而冬季则略长些,如 60min 左右。

7. 染色　应控制好染色时间,时间过长,薄膜底色深不易脱去;时间过短,着色浅不易区分或区带染色不均,必要时可进行复染。染色过程中不时轻轻晃动染色皿,使染色充分。如血清总蛋白含量超过 80g/L,用氨基黑 10B 染色时应将血清稀释 2 倍后加样,否则会因清蛋白含量太高而致区带染色不充分,使定量不准确。有多条薄膜同时染色时应注意不要重叠在一起。

8. 洗脱　在漂洗液中反复漂洗,直至背景漂尽、可清晰分辨出 5 条色带为止。要注意漂洗液颜色过深时及时更换。

9. 透明及保存　用于光密度扫描法的薄膜需先行透明处理。透明之前薄膜应完全干燥。为避免冰醋酸和酒精挥发影响透明效果,透明液应当用分析纯以上的试剂在使用前临时配制。应控制好透明时间,时间过长会造成薄膜溶解,而太短则透明度不够。

透明后的薄膜需完全干燥后才浸入石蜡中,使薄膜软化。如薄膜还有水分,则液状石蜡不易浸入,薄膜不易平展。

10. 电泳图谱分离不清或不整齐　常见的原因有:①醋酸纤维薄膜质量差;②样品不新鲜;③薄膜过湿,致样品扩散;④薄膜未完全浸透或温度过高导致膜局部干燥或水分蒸发;⑤点样过多、点样不均匀、不整齐,样品触及薄膜边缘;⑥薄膜位置歪斜、弯曲,与电流方向不平行;⑦薄膜与盐桥接触不良;⑧缓冲液变质等。

【思考题】

1. 血清蛋白醋酸纤维薄膜电泳基本原理是什么?
2. 血清蛋白醋酸纤维薄膜电泳时应注意哪些问题?

（庄锡伟　龚道元）

实验 23　垂直板聚丙烯酰胺凝胶电泳测量蛋白分子量

【实验目的】

1. 掌握聚丙烯酰胺凝胶电泳分离蛋白质的原理和基本方法。
2. 熟悉聚丙烯酰胺凝胶电泳分离测量蛋白质分子量的操作过程。

【实验原理】

聚丙烯酰胺凝胶(polyacrylamide gel,PAG)是由丙烯酰胺(acrylamide,Acr)和甲叉双丙烯酰胺(N,N′-methylenebisacrylamide,Bis)在加速剂 N,N,N′,N′-四甲基乙二胺(N,N,N′,N′-tetramethyl ethylenediamine,TEMED)与引发剂过硫酸铵(ammonium persulfate,AP)、维生素 B₂(riboflavin,即维生素 B₂)的共同作用下,聚合交联成的一种酰胺多聚物,具有一定的三维网状结构。以此凝胶作为支持介质的电泳称为聚丙烯酰胺凝胶电泳(polyacrylamide gel electrophoresis,PAGE)。

为消除净电荷和分子形状对蛋白质分子迁移率的影响,在整个电泳体系中加入一定浓度的十二烷基硫酸钠(sodium dodecyl sulfate,SDS)和 β-巯基酒精,使电泳迁移率主要依赖于蛋白质的相对分子质量,而与所带的净电荷和形状无关,这种电泳方法称为 SDS-聚丙烯酰胺凝胶电泳(SDS-PAGE),主要用于蛋白质相对分子质量的测定。

SDS 是一种阴离子表面活性剂,当其浓度达蛋白质量的 5~10 倍时,与还原剂(如巯基酒精、二硫苏糖醇等)共同作用,能和蛋白质分子的疏水部分结合,将蛋白质分子内的氢键及二硫键断裂,蛋白质解聚,并与 SDS 充分结合形成带负电荷的蛋白质-SDS 复合物。该复合物在聚丙烯酰胺凝胶电泳中向正极迁移,通过分子筛作用,使各种蛋白质根据分子量的大小在电场中泳动,因迁移率不同而分成不同区带。电泳后,经考马斯亮蓝染色,可清晰分辨所测标本的蛋白质区带,与同时电泳的已知分子量的蛋白质标准品作比较,可判断蛋白质分子量的范围。

【实验器材】

1. 仪器与耗材　电泳仪,垂直电泳槽,脱色摇床,移液器,pH 酸度计等。

2. 试剂

(1) 30% Acr/Bis 贮备液:称取 29g Acr 和 1g Bis,以温热去离子水 100ml 配制成含 29%(w/v) Acr 和 1%(w/v) Bis 的贮存液,过滤后入棕色瓶中置 4℃冰箱贮存。Acr 和 Bis 在贮存过程中会在光催化或碱催化下缓慢转变为丙烯酸和双丙烯酸,故溶液的 pH 不亦超过 7.0,且应避光保存。一般在棕色瓶、4℃冰箱条件下可保存数月。

注意:Acr 和 Bis 具有很强的神经毒性并容易吸附于皮肤。

(2) 催化剂:10% 过硫酸铵,必须新鲜配制,现用现配。

(3) 加速剂:TEMED 通过催化过硫酸铵形成自由基而加速 Acr 与 Bis 的聚合,TEMED 原液可在 4℃冰箱保存。

(4) 十二烷基硫酸钠(SDS):称取 SDS 10g 加去离子水 100ml 配成 10%(w/v)贮存液于室温保存。

(5) 分离胶缓冲液 1.5mol/L Tris-HCl(pH 8.8):称取 Tris 45.43g,加 200ml 去离子水彻底溶解,用浓 HCl 调 pH 至 8.8,加去离子水定溶至 250ml,滤纸过滤,高温灭菌后置 4℃冰箱保存。

(6) 浓缩胶缓冲液 1.0mol/L Tris-HCl(pH 6.8):称取 Tris 30.3g,加 200ml 去离子水彻底溶解,用浓 HCl 调 pH 至 6.8,加去离子水定溶至 250ml,滤纸过滤,高温灭菌后置 4℃冰箱保存。

(7) 5×Tris-甘氨酸电泳缓冲液贮存液:在 900ml 去离子水中溶解 15.1g Tris 和 94g 甘氨酸,5.0g SDS,混匀后用去离子水定溶至 1 000ml。该贮存液稀释 5 倍即为 Tris-甘氨酸电泳缓冲液。

(8) 2×SDS 凝胶加样缓冲液:含 100mmol/L Tris-HCl(pH 6.8)、200mmol/L 二硫苏糖醇或 10% 巯基酒精、4% SDS、0.2% 溴酚蓝、20% 甘油。

(9) 固定液:12.5% 三氯醋酸。

(10) 染色液:称取 0.5g 考马斯亮蓝 R-250,加 90% 酒精 90ml 和冰醋酸 10ml,溶解并过滤,用时稀释 4 倍。

(11) 脱色液:冰醋酸 38ml 加甲醇 125ml,加去离子水至 500ml。

(12) 保存液:7% 冰醋酸。

【实验步骤】

1. 准备 SDS 聚丙烯酰胺凝胶所需的各种试剂。

2. 分离胶的灌制

(1) 根据垂直板电泳仪说明书安装好玻璃板和电泳槽。

(2) 竖直电泳槽,用融化的 1% 琼脂封住电泳槽的缝隙,避免有气泡。

(3) 确定所需分离胶溶液的体积,按表 23-1 给出的数值在一小烧杯中按所需丙烯酰胺浓度配制一定体积的分离胶溶液。配胶时先加其他试剂,再加过硫酸胺,最后加 TEMED。一旦加入 TEMED 后,立即快速旋动混合物并进入下一步制胶操作。

表 23-1　分离胶、浓缩胶配制表

成分	分离胶/ml	浓缩胶/ml
凝胶浓度	8%	5%
去离子水	4.6	3.4
30% Acr/Bis 贮备液	2.7	0.85
1.5 MTris-HCl(pH 8.8)	2.5	-
1.0 MTris-HCl(pH 8.8)	-	0.625
10% SDS	0.1	0.05
10% AP	0.1	0.05
TEMED	0.006	0.005
总体积	约 10ml	约 5ml

(4) 迅速在两玻璃板间隙中灌注配制好的分离胶混合溶液,留出灌注浓缩胶所需空间(梳子的齿长再加 0.5cm)。再在胶液面上小心注入一层水(约 1~2mm 高),以阻止氧气进入凝胶溶液,加速凝胶形成。

(5) 分离胶聚合完成后(约 30min),倾出覆盖水层,用滤纸吸净残余水分,再进行下一步浓缩胶的制备。

3. 浓缩胶的灌制

(1) 按表 23-1 给出的数据,在另一小烧杯中制备一定体积及一定浓度的丙烯酰胺溶液,一旦加入 TEMED,马上开始聚合,故应立即快速旋动混合物并进入下步操作。

(2) 在聚合的分离胶上直接灌注浓缩胶,并立即在浓缩胶溶液中插入干净的梳子。避免混入气泡，再加入浓缩胶溶液以充满梳子之间的空隙，将凝胶垂直放置于室温下。

（3）浓缩胶聚合完成后（30min），小心移出梳子。把凝胶固定于电泳装置上，上下槽各加入 Tris-甘氨酸电极缓冲液。

4. 样品制备　取 0.5ml 稀释血清（血清用 H_2O 稀释一倍）加入 0.5ml 2×SDS 凝胶加样缓冲液混匀，在 100℃ 水浴中加热 3min 使蛋白质变性。10 000rpm 离心 1min，取上清液加样。

5. 加样　用长头吸嘴吸取样品 50μl，从加样孔底部缓慢加样。蛋白标准品或 Marker 同时加样。

注意：加样时不得插伤凝胶孔胶面，不得产生气泡、样品不得溢出加样孔。

6. 接电源　电泳上槽接负极，下槽接正极。调节电压至 80V 电泳至样品前沿刚好进入分离胶后，把电压提到 120V（凝胶上所加电压约为 8V/cm），继续电泳直至溴酚蓝到达分离胶底部上方约 1cm（约 2~3h），然后关闭电源，取出插头。

7. 取胶　从电泳装置上御下玻璃，用切胶板轻轻撬开玻璃板。并用刀在紧靠最左边一孔凝胶下部切去一角以标注凝胶的方位。

8. 染色与脱色　用考马斯亮蓝染液对 SDS 聚丙烯酰胺凝胶进行室温染色 1~2h 后，用脱色液在脱色摇床上脱色 3~4 次，每次 20~30min。血清蛋白经聚丙烯酰胺凝胶电泳分离可以产生十多条色带。

【数据记录与处理】

根据蛋白标准品的相对迁移率制作标准曲线或根据 Marker 判断蛋白大小。量出加样端距溴酚蓝间的距离（cm）以及各蛋白质样本区带中心与加样端的距离（cm），按公式 23-1 计算相对迁移率 m_R，根据与蛋白标准品的比较，计算蛋白质分子量。结果记录于表 23-2。

$$相对迁移率\ m_R = \frac{蛋白质样本区带中心距加样端距离（cm）}{溴酚蓝区带中心距加样端距离（cm）}$$

（公式 23-1）

表 23-2　实验记录表

项目	蛋白标准品	样本区带 1	样本区带 2	样本区带 3	…
样本区带中心与加样端距离/cm					
溴酚蓝区带中心与加样端距离/cm					
相对迁移率					
蛋白质分子量					

【注意事项】

1. 安装电泳槽时要注意均匀旋紧固定螺丝，避免缓冲液渗漏。

2. 丙烯酰胺和双丙烯酰胺具有很强的神经毒性并容易吸附于皮肤，操作时应避免沾在脸、手等皮肤上。最好戴一次性塑料手套操作。

3. 过硫酸铵的主要作用是提供自由基引发丙烯酰胺和双丙烯酰胺的聚合反应，故一定要新鲜，贮存过久的过硫酸铵商品不能使用。此外，10% 过硫酸铵必须现用现配，4℃ 冰箱贮存不超过 48h。

4. 灌制凝胶时，应避免产生气泡，因为气泡会影响电泳分离效果。

5. 刚灌注分离胶混合溶液后，应在分离胶液面上加 1~2cm 高的水层，以阻隔空气。胶液面上加水层时要特别小心，缓缓叠加，以免冲坏凝胶的胶面。

6. 聚丙烯酰胺凝胶电泳耗时长，电泳过程中产热多，特别是夏天产热更多。故电泳过程中应安装循环冷却水以带走热量，或在 4℃ 冰箱中电泳。

【思考题】

1. 简述血清蛋白 SDS-聚丙烯酰胺凝胶电泳的原理和特点。

2. 简述本实验的注意事项。

（蒋洪敏　陈展泽）

实验 24 双向凝胶电泳(二维电泳)

【实验目的】

1. 掌握蛋白质双向凝胶电泳的原理和方法。
2. 了解双向凝胶电泳在蛋白质组学研究中的应用。

【实验原理】

双向凝胶电泳的第一相为等电聚焦电泳(iso-electric focusing electrophoresis, IEF),根据蛋白质的等电点(pI)不同进行分离;第二相为 SDS-聚丙烯酰胺凝胶电泳(SDS-PAGE),按蛋白质亚基分子量大小进行与第一相垂直的分离,其原理见图24-1。经过电荷和分子量两次分离后,可以得到蛋白质分子的等电点和分子量信息。

双向凝胶电泳是将蛋白质等电点和分子量两种特性结合起来进行蛋白质分离的技术,具有较

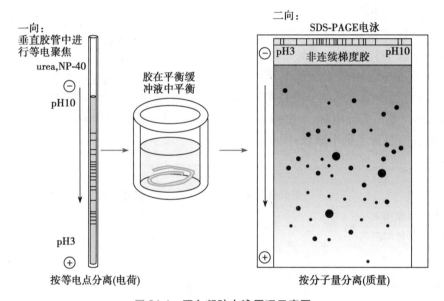

图 24-1 双向凝胶电泳原理示意图

高的分辨率和灵敏度,是蛋白质检测和分析的一种强有力的工具。

【实验器材】

1. 设备与耗材 高速冷冻离心机,IPGphor双向电泳仪,玻璃管(200mm 长,20mm i. d.),封口膜,振荡仪,电泳槽,MilliQ-Water 纯水仪,Images canner 扫描仪,Image Master 2D-Elite 图像分析软件。

2. 试剂

(1) 蛋白质提取试剂

1) PBS 缓冲液:NaCl(MW 58. 44),130mmol/L,8g;KCl(MW 74. 5),2. 7mmol/L,0. 2g;十二水磷酸氢二钠(MW 358),10mmol/L,3. 63g;磷酸二氢钾(MW 136),2mmol/L,0. 24g;加水至1L,高压灭菌后使用。

2) Washing buffer(500ml):Tris(MW 121. 1),10mmol/L,0. 605g;蔗糖(MW 342),250mmol/L,42. 75g;加水溶解,用 HCL 调 pH 至 7. 0 后,滤膜(0. 22μm)过滤。

3) 裂解储液(细胞):尿素(MW 60. 06),7M,4. 2g;硫脲(MW 76. 12),2M,1. 52g;CHAPS(MW 614. 89),4%(W/V),0. 4g;加超纯水定容至10ml,经滤膜(0. 22μm)过滤后,按每管 500μl 分装,-20℃保存。

4) 裂解储液(组织):尿素(MW 60. 06),5M,3g;硫脲(MW 76. 12),2M,1. 52g;CHAPS(MW 614. 89),2%(W/V),0. 2g;Tris(MW 121. 1),40mmol/L,0. 048g;加超纯水定容至10ml,经滤膜(0. 22μm)过滤后,按每管 500μl 分装,-20℃保存。

5) 裂解液:裂解储液 100μl;IPG buffer

2%,2μl;proteinase inhibitor cocktail 2μl;nuclease mix(100×)1μl;PMSF(100mmol/L:20mg/ml),1mmol/L,1μl;DTT(0.411g/ml),40mmol/L,1.5μl。

6）考马斯亮蓝 G-250:考马斯亮蓝 G-250,0.01%,100g;95% 酒精,4.7%,50ml;H₃PO₄,8.5%,85g;将考马斯亮蓝 G-250 溶于50ml 95%酒精中,与用水溶解的 100ml H₃PO₄ 混合后稀释至 1 000ml,用滤纸过滤后备用。

（2）双向凝胶电泳试剂

1）水化储液:尿素（MW 60.06),7M,10.5g;硫脲（MW 76.12）,2M,3.8g;CHAPS（MW 614.89）,2%,0.5g;加超纯水定容至 25ml 后滤膜（0.22μm）过滤,按每管 500μl 分装,-20℃保存。

2) 1% 溴酚蓝储液:溴酚蓝,1%,1g;Tris-Base,50mmol/L,0.6g;加超纯水至 100ml。

3) 30% T,2.6% C 聚丙烯酰胺贮液（凝胶厚度 1.5mm）:丙烯酰胺146g,甲叉双丙烯酰胺4g,用超纯水定容至 500ml,滤纸（0.22μm）过滤后使用棕色瓶于4℃冰箱保存。

丙烯酰胺的计算:

T=（丙烯酰胺质量+甲叉丙烯酰胺质量）/
总质量×100%=（丙烯酰胺克数+交
联剂克数）/总体积（ml）×100%

C=甲叉丙烯酰胺质量/（丙烯酰胺质量+甲叉丙烯酰胺质量）×100%=交联剂克数/（丙烯酰胺克数+交联剂克数）×100%（C 值高,孔径小,凝胶较硬;C 值低,孔径大,适合跑蛋白质。）

4) 1.5M Tris-Base pH 8.8:Tris-Base（MW 121.1)90.75g,加超纯水至 400ml,用浓盐酸调 pH 至 8.8（大约加入 8ml）,加超纯水定容至 500ml,4℃冰箱保存。

5) 10% SDS:SDS 10g,加超纯水至 100ml,混匀后过滤,室温保存。

6) 电泳缓冲液:Tris-Base（FW 121.1），25mmol/L,12g;甘氨酸（FW 75.07）,192mmol/L,57.6g;SDS（FW 288.38）,0.1%,4g;加入超纯水 4L。

7) 平衡储液:1.5M Tris-CL（pH 8.8),50mmol/L,16.75ml;尿素（MW 60.06),6M,180.18g;甘油,30%（V/V）,150ml;SDS（FW 288.38）,2%（W/V）,10g;溴酚蓝储液（1%）,0.002%（W/V）,1ml;加超纯水至 500ml,40ml 分装,-20℃保存。

（3）银染试剂:（每块胶)250ml。

1）固定液:醋酸,40%,25ml;酒精,10%,100ml;纯水,125ml。

2）敏化液:酒精,75ml;硫代硫酸钠（Na₂S₂O₃),0.79g;醋酸钠,10.25g;纯水,175ml。

3）染色液:硝酸银,0.25%,0.625g;纯水,250ml;甲醛（临用前加入）,100μl。

4）显色液:碳酸钠,2.5%,6.25g;纯水,250ml;甲醛（临用前加入）,100μl。

5）终止液:乙二胺四醋酸二钠,1.46%,3.65g;纯水,250ml。

（4）考马斯亮蓝染色试剂

1）染色液（200ml）:考马斯亮蓝 R250,0.1%,0.2g;酒精,50%,100ml;醋酸,5%,10ml;纯水,90ml。

2）脱色液（可直接使用纯水）:冰醋酸,7.5%,75ml;甲醇,5%,50ml;纯水,875ml。

【实验步骤】

（一）样品制备(sample preparation)

1. 细胞

（1）收集细胞,使用大于 500g 离心力离心 5min。

（2）弃去上清液,使用 washing buffer 重悬细胞沉淀,振摇,待细胞完全打散后,继续用大于 500g 离心力离心 5min。

（3）重复步骤 2 两次,并使用转速 2 000rpm 离心 5min,弃上清液。细胞可置于-80℃冰箱保存数周,或使用裂解液裂解。

（4）配制裂解液:注意先不要加入 DTT。DTT 常常被用于蛋白质中二硫键的还原,可用于阻止蛋白质中的半胱氨酸之间所形成的蛋白质分子内或分子间二硫键。临用前加入 PMSF 抑制丝氨酸蛋白酶（如胰蛋白酶,糜蛋白酶,凝血酶）和巯基蛋白酶（如木瓜蛋白酶）后,立即将细胞裂解液加入待裂解的细胞中。

（5）加入裂解液的细胞置于冰盒内,每隔 5~7min 取出,于漩涡振荡器上振摇数秒,并再次放于冰盒中,保证细胞裂解时的温度为 4℃。

（6）裂解 15~20min 后加入 DTT。

（7）裂解完成后,置于 4℃离心机中,以最大转速 13 200rpm 离心 30min,取上清液,弃沉淀。上清液含提取的蛋白。

（8）使用 bradford 法测定提取蛋白浓度。

2. 组织

（1）提取动物组织。提取时务必保证组织的纯度,尽量减少组织混杂,尤其注意血液的混入。

（2）使用 washing buffer 冲洗组织 2~3 遍,洗净组织的血液、体液和其他影响实验结果的残留成分。

（3）准备研钵,洗净并且烘干,准备适量的组织裂解液,准备充足的液氮,石英砂适量。

（4）配制裂解液:注意先不要加入 DTT、PMSF。

（5）将适量石英砂加到研钵中,加入液氮冷却。

（6）将组织放入装有液氮的研钵中,研磨组织,在研磨过程中保证样品在低温状态下。

（7）研磨完成后将样品及石英砂收集到离心管中,在裂解液中迅速加入 PMSF,混匀后将裂解液加入含有样品的离心管中。保持 4℃,振荡混匀,每隔 5~7min 取出,于漩涡振荡器上振摇数秒,并再次放于冰盒中。

（8）裂解 15~20min 后加入 DTT。

（9）使用 2 000g 离心 10min,吸取上清液即为所提取的蛋白,下层石英砂及组织碎片则丢弃。将上清液使用 13 200g 离心力离心,弃去沉淀。

（二）第一相等电聚焦(IEF)

1. 使用清水冲洗胶条槽,并用牙刷认真刷洗胶条槽内槽以及正负两个电极,并使用 Strip Holder Cleaning Solution 清洗胶条槽,之后用二级纯水冲洗干净,自然晾干,胶槽的盖子同样使用 Strip Holder Cleaning Solution 清洗自然晾干或用吹风机吹干。

2. 从冰箱中取 -20℃冷冻保存的水化储液,置室温溶解,配制水化液。

3. 使用 brandford 法测量蛋白样品的相对上样浓度,计算上样量。蛋白质上样浓度不要超过 10mg/ml,否则会造成蛋白质的集聚或沉淀。吸取适量(表 24-1)含有样品的水化液放入标准型胶条槽中,为确保样品充分进入胶条中,不要加入过量的水化液。

4. 使用酒精擦拭 IPGphor 的平板电极,以去除表面被氧化的部分,待酒精挥发完全之后备用。

表 24-1 IPG 胶条所需水化液体积

胶条长度/cm	每条需水化液体积/μl
7	125
11	200
13	250
18	350
24	450

5. 从冰箱取出 -20℃冷冻保存的干胶条,于室温放置平衡 10min。

6. 胶条槽平行的放在 IPGphor 的平板电极上,将处理好的样品均匀的加到胶条槽中,取室温平衡的胶条,用镊子轻轻的去除预制干胶条的保护膜,分清胶条的正负极,胶面向下放入胶条槽中,胶条吸胀 15~30min。

7. 在每根胶条上加入 1ml 覆盖油,可继续吸胀 30min,加入覆盖油的作用是防止胶条水化过程中液体的蒸发。

8. 将胶条槽的盖子盖上,设置等电聚焦程序(表 24-2)。选择胶条数量。

表 24-2 IPGphor 电泳参数

项目	参数
温度	20℃
最大电流	0.05mA per IPG strip
样品体积	350μl(180mm 长 IPG strip)
电压	时间
30V	10~12h(水化)
200V	1h
500V	1h
500~>8 000V	30min
8 000V	3h(IPG 4~7);2h(IPG 4~9,3~10L,3~10NL)

低电压时水化,有利于高分子量蛋白质进入胶中,并减少蛋白质形成积聚集体。

9. 聚焦结束的胶条。立即进行平衡、第二相 SDS-PAGE 电泳。暂时不进行第二相的 IPG 胶条可夹在两层塑料薄膜中于 -80℃保存几个月。

（三）第一相胶条的平衡(IPG strip equilibration)

1. 使用前每 10ml 平衡缓冲液中加入 0.1g DTT(相当于平衡缓冲液 I),根据表 24-3 加入适量平衡缓冲液 I 和溴酚蓝溶液。在桌上先放置干的滤纸,聚焦好的胶条胶面朝上放在滤纸上,吸干胶条上的矿物油。将 IPG 胶条分别放入玻璃管中(每个玻璃管中放入一条 IPG 胶条),用封口膜封口,在振荡仪上振荡 15min,倒掉平衡缓冲液 I。

表 24-3　IPG 胶条平衡液用量

胶条长度/cm	建议平衡液体积/(ml/条)	溴酚蓝溶液/μl
7	2.5~5	12.5~25
11	5~10	25~50
13	5~10	25~50
18	10	50
24	15	70

2. 每 10ml 平衡缓冲液加入 0.25g 碘乙酰胺(相当于平衡缓冲液 I)。根据表 24-3 加入适量平衡缓冲液 II 和溴酚蓝溶液。用封口膜封口,在振荡仪上振荡 15min,倒掉平衡缓冲液 II。

3. 用去离子水润洗 IPG 胶条一秒钟后,将胶条的边缘置于滤纸上数分钟,以去除多余的平衡缓冲液。

（四）第二相 SDS-PAGE 电泳

1. 用棉花蘸洗涤剂反复擦洗玻璃板,用双蒸水漂洗,自然晾干。

2. 装好玻璃板,并将玻璃板置于通风橱中,使用水平仪保证玻璃板架的水平。

3. 配制 12.5% 的丙烯酰胺凝胶两块(85ml)。

单体 35.445ml

4×Tris(1.5M,pH 8.8)21.25ml

二级纯水 27.03ml

10% SDS 850μl

APS 425μl

TEMED 30μl

4. 将溶液分别注入玻璃板夹层中,上部留 0.5~1cm 的空间,用水饱和正丁醇封面,保持胶面平整。一般凝胶与上方液体分为三层后,表明凝胶已基本聚合。

5. 凝胶凝固后,保证胶面湿润,定时补充去离子水。

6. 将平衡好的 IPG 胶条胶面朝外贴在玻璃外板上,用琼脂糖凝胶封口,保证胶条下方不要产生任何气泡。

7. 放置 15min,使低熔点琼脂糖封胶液彻底凝固。

8. 在低熔点琼脂糖封胶液完全凝固后。将凝胶转移至电泳槽中。

9. 在电泳槽加入电泳缓冲液后,接通电源,起始时恒流 15mA/块胶,15min 后改为 30mA/块胶。

10. 待溴酚蓝指示剂达到距底部边缘 0.5cm 时停止电泳。

11. 电泳结束后,轻轻撬开两层玻璃,取出凝胶,并在正极端切角以作记号。将二维电泳凝胶放入固定液进行固定。

（五）染色(detection/staining)

染色方法可选择有:①考马斯亮兰染色法(简称为考染法);②硝酸银染色法(简称为银染法);③负染法;④荧光染色法;⑤放射性核素标记法等。这几种检测方法的灵敏度各不相同。目前最常用的是银染法和考染法。银染法的灵敏度是考染法的 50~100 倍,故一般用银染法进行分析处理,再用考染法来进行样品制备。

1. 考马斯亮兰染色

（1）将凝胶用纯水漂洗 10min。

（2）置于染色液中在脱色摇床上过夜染色,用漂洗液漂洗 3~4 次,每次大约 1h,直至背景色较浅为止。

2. 硝酸银染色

（1）固定:使用固定液固定双向电泳胶,固定时间大于 1h,过夜也可。

（2）敏化:倒掉固定液,加入敏化液,敏化 30min。

（3）水洗:倒掉敏化液,加入纯水,水洗时每隔 10min 更换一次纯水,冲洗四次。

（4）银染:避光,加入银染液,银染 30min。

（5）倒掉银染液,纯水冲洗胶,洗掉附着在胶面和盒子上的硝酸银。

（6）显色:加入显色液后,溶液变黄,置于摇床观察显色情况。保证显色效果一致,显色保证底色不要太深。

（7）终止：当胶上点全部显出后，倒掉显色液，加入终止液。迅速终止反应，并终止10min。

（8）使用纯水冲洗胶面，适当去除胶面的银颗粒，准备扫胶。

需要注意的是：①保证所有的染色器皿洁净，可使用玻璃或塑料染色器皿；②水的纯度对染色结果影响甚大，至少要用双蒸水（导电率<2μS），有条件的可使用Millipore water；③染色过程中避免裸手接触凝胶，必须戴上一次性手套或无粉乳胶手套；④所用的化学试剂纯度至少是分析纯（AR）。

（六）图像分析（image analysis）

将胶小心置于Immage Scanner Ⅱ图像扫描系统的玻璃板上，一边平行于玻璃板边缘，注意避免产生气泡和水痕。此扫描仪应在一月之内经过灰阶校准。用GE的Labscan™软件扫描，设定适当的分辨率（一般为300dpi）和对比度。2-DE图像用GE公司的ImageMasterTM 2-D Platinum软件进行图像分析。蛋白点检测参数设置为：minimal area=10pixels，smooth factor=2.0，saliency=100.0。

【数据记录与处理】

结果举例，见图24-2。

【注意事项】

1. 双向电泳中所用的化学试剂纯度要高，至少为分析纯。

2. 双向电泳中使用的纯水要求电导率小于1μS/cm。

3. 所有包含尿素的溶液加热温度不超过30℃，否则会发生蛋白氨甲酰化。

4. 配好的尿素储液必须马上使用，或用mixed-bed离子交换树脂，清除长时间放置时尿素溶液中形成的氰酸盐，预防蛋白质的甲酰化。

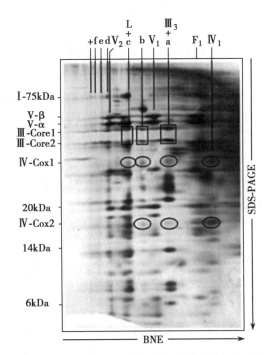

图24-2　溶脂性紫罗兰线粒体复合蛋白的初步分离
（Ingrid Miller, Ivano Eberini and Elisabetta Gianazza. Other than IPG-DALT: 2-DE variants. Proteomics, 2010, 10, 586-610）

5. 先将水化上样缓冲液分装后再储存于−20℃。用时，只要解冻需要量，其余继续储存。水化上样缓冲液一旦溶解不能再冷冻。

6. 从冰箱中取出得胶条一定要先解冻。

7. 胶条平衡缓冲液Ⅰ和胶条平衡缓冲液Ⅱ都要现配，因为DTT和碘乙酰胺在室温的半衰期很短。

8. 处理预制IPG胶条时，一定要始终带着手套。注意预防角蛋白污染。

9. 玻璃板一定要清洗干净，否则在染色时会有不必要的凝胶背景。

10. 过硫酸铵（Ap）要新鲜配制。40%的过硫酸铵储存于冰箱中只能使用2~3d，低浓度的过硫酸铵溶液只能当天使用。

11. 蛋白质从一相（IPG胶条）到二相（SDS凝胶）的转移为避免点脱尾和损失高分子量蛋白，应缓慢进行（场强小于10V/cm）。

【思考题】

1. 简述双向电泳的原理。

2. 如何确定蛋白上样浓度？

（申　超　胡志坚）

实验 25　紫外-可见分光光度计的校正及使用

【实验目的】

1. 掌握分光光度计的正确使用方法。
2. 熟悉紫外-可见分光光度计的操作技术。
3. 熟悉校正波长和测量吸收后置精度的原理和方法。
4. 了解紫外-可见分光光度计的基本构造和日常维护。

【实验器材】

1. 设备与耗材　紫外-可见风光光度计,石英吸收池(1cm),容量瓶(1 000ml),烧杯。
2. 试剂　0.060 0g→1 000ml 的 $K_2Cr_2O_7$ 的硫酸标准溶液(0.005mol/L),NaI 溶液(10g/L),$NaNO_2$ 溶液(50g/L)。

【实验原理】

光照射到物质可发生折射、反射和透射,一部分光会被物质吸收。不同的物质会吸收不同波长的单色光,每种物质都有其特定的吸收光谱,可根据物质的吸收光谱来分析物质的结构、含量和纯度。当特征波长的单色光通过均匀溶液时,其吸光度与待测溶液的浓度及液层厚度的乘积成正比,即朗伯-比尔定律(Lambert-Beer law)。紫外-可见分光光度计正是基于以上原理对物质进行分析。

紫外-可见分光光度计是单光束手工操作仪器,备有钨灯及氢灯两种光源,可用于可见及紫外光区。它是具有色散能力较强的单色器,狭缝可调,可得到较纯的单色光,适用于定性和定量分析。新仪器启用前或仪器修理后或长期使用后均需对仪器的性能进行检定。仪器的性能指标主要是波长准确度与重现性、单色器的分辨能力、吸光度的准确性和重现性及杂散光等。分光光度计的性能是决定仪器检测结果准确性的基本保证,分光光度计检定和使用应遵照中华人民共和国国家计量检定规程 JJG 178—2007 进行。

【实验步骤】

(一) 紫外-可见分光光度计校正

1. 比色杯配对性试验每次测定前,应先用蒸馏水做吸收池配对试验。两个比色杯透光率 T 相差应<0.5%。

2. 波长准确性与重现性校验波长是否正确,可用谱线校正法。在比色杯中置一白纸挡住光路,转动波长至 486nm 附近,遮光观察白纸上蓝色斑。轻微移动波长,至此蓝色光斑最亮为止。根据调整的波长范围观察所得到的相应颜色,并进行对比核对,判断波长的准确性。

3. 吸光度的准确性与透光率重现性

(1) 吸光度的准确性:在紫外-分光光度计中用作读取透光率的电位器的精度可达 0.2%,但是,由于其他原因,例如电压变化等,实际测得的透光率误差大于 0.2%。一般要求透光率的精度、稳定性和重现性不超过 0.5%。透光率的准确性可用已知吸光系数的物质核对,常用的是 $K_2Cr_2O_7$。取在 120℃ 干燥至恒重的基准 $K_2Cr_2O_7$ 约 60mg,精密称定,用 H_2SO_4 溶液(0.005mol/L)溶解并稀释至 1 000ml,摇匀。按下表规定的吸收峰与谷波长测定。

将测得的吸光度,计算出其吸光度系数,取平均值与表中规定值核对,如相对偏差在±1%以内,则透光率准确性好。$K_2Cr_2O_7$ 的 H_2SO_4 溶液(0.005mol/L)的 $E_{cm}^{1\%}$ 见表 25-1。

表 25-1　$K_2Cr_2O_7$ 的 H_2SO_4 溶液
(0.005mol/L)的 $E_{cm}^{1\%}$

λnm	235(谷)	257(峰)	313(谷)	350(峰)
$E_{cm}^{1\%}$	124.5	144.0	48.6	106.6

(2) 透光率重现性:透光率重现性可结合透光率准确性实验同时进行,即在固定波长、溶液浓度以及狭缝宽度等仪器工作条件下,多次测量透光率,观察各次测量值的差异。

4. 杂散光

(1) 10g/L NaI 溶液检查:用浓度为 10g/L 的 NaI 水溶液,1cm 石英比色杯,蒸馏水做参比,于 220nm 波长处测量溶液的透光率。

(2) 50g/L $NaNO_2$ 溶液检查:用浓度为 50g/L 的 $NaNO_2$ 水溶液,1cm 石英比色杯,蒸馏水作参比,于 380nm 波长处测量溶液的透光率。其透光率应符合表 25-2 的规定(注意:检查杂散光应在校正波长以后进行)。

表 25-2 NaI 和 NaNO₂ 透光率要求

试剂	C(g/ml)	λ/nm	T/%
NaI	0.01	220	<0.8%
NaNO₂	0.05	380	<0.8%

(二)紫外-可见分光光度计的使用(以 721 分光光度计为例)

1. 预热仪器 检查仪器各调节钮的起始位置是否正确,接通电源开关,使仪器预热 20min。为了防止光电管疲劳,预热仪器时和不测定时应将试样室盖打开,切断光路。

2. 选定波长 根据实验要求,转动波长手轮,调至所需要的单色波长。

3. 固定灵敏度挡位 在能使空白溶液很好地调到 T=100% 的情况下,尽可能采用灵敏度较低的挡位。使用时,首先调到"1"挡,灵敏度不够时再逐渐升高。但换挡位改变后,须重新校正 0% 和 100%。选好的灵敏度,实验过程中不要再变动。

4. 调节 T=0% 轻轻旋动"0%"旋钮,使数字显示"0.00"(此时试样室是打开的)。

5. 调节 T=100% 将盛装蒸馏水(或空白溶液)的比色杯放入比色杯座架中的第一格内,并对准光路,样品溶液置于其他格内。把试样室盖子轻轻盖上,调节透射比"100%"旋钮,至 T=100%。

6. 吸光度测定 拉动试样架拉杆,使样品溶液比色杯置于光路中,读出样品溶液的吸光度值。

7. 关机 测量完毕,切断电源,取出比色杯,洗净后倒置于滤纸上晾干,放入比色杯盒内。用软纸擦净比色杯座架,将各旋钮置于原来位置,罩好防尘罩,清理实验台,填写仪器使用记录。

(三)紫外-可见分光光度计的日常维护

1. 为确保仪器稳定工作,电源电压一定要稳定。

2. 为了避免仪器积灰和沾污,在停止工作的期间,用防尘罩罩住仪器,同时在罩子内放置数袋防潮剂,以免灯室受潮、反射镜镜面发霉或沾污,影响仪器日后的工作。

3. 每次测定结束后都要用蒸馏水将比色杯清洗干净,干燥后保存。

【数据记录与处理】

(1)比色杯配对检查记录于表 25-3。

表 25-3 比色杯配对检查记录表

透光率 T%(空)	100%
透光率 T%(样)	

(要求 T<0.5%)

(2)吸光度的准确性与透光率重现性检查记录于表 25-4。

表 25-4 吸光度的准确性与透光率重现性测量值记录表

标准溶液	λ理/nm	吸光度 A		E¹%cm 平均值	准确性	重现性
		I	II			
K₂Cr₂O₇	235					
	257					
	313					
	350					

(要求准确性误差±0.7%,重现性误差≤0.3%)

(3)杂散光检查记录于表 25-5。

表 25-5 杂散光检查记录表

标准溶液	λ理/nm	T%
NaI	220	
NaNO₂	380	

(要求 T<0.8%)

【注意事项】

1. 玻璃比色杯适用于 320nm 以上及可见光区;石英比色杯适用于紫外光和可见光区。

2. 石英比色杯毛玻璃面上方有箭头表示方向。每次测定时,样品比色杯与空白比色杯的方向应保持一致。

3. 配制 $K_2Cr_2O_7$ 溶液,应避免还原性杂质及

对紫外光有吸收的杂质存在,所用溶剂应为蒸馏水。

【思考题】

1. 如何正确使用紫外-可见分光光度计?

2. 石英比色杯为什么标有箭头?

(曹　越　胡志坚)

实验 26　紫外-可见分光光度法测定 $KMnO_4$ 含量

【实验目的】

1. 掌握 UV-9600 型分光光度计的使用方法。

2. 熟悉标准曲线定量方法,并利用吸收曲线测定样品中组分的含量。

【实验原理】

1. 朗伯比尔定律(Lambert-Beer law)符合公式 26-1。

$$A = lgI_0/I = abc \qquad (公式 26-1)$$

式中:A 为物质吸光度;I_0 为透射光的强度;I 为入射光的强度;a 为物质对光的吸光系数(通常只和物质性质有关);b 为吸收池光径;c 为待测物的浓度。

根据朗伯比尔定律,如果固定吸收池光径,已知物质的吸光度和其浓度成正比,这是紫外可见光谱法进行定量分析的依据。

2. 采用外标法定量时,首先配制一系列已知准确浓度的 $KMnO_4$ 溶液,分别测量它们的吸光度,以 $KMnO_4$ 溶液的浓度为横坐标,以各浓度对应的吸光度值为纵坐标,作图,即得到 $KMnO_4$ 在该实验条件下的工作曲线。取未知浓度 $KMnO_4$ 样品在同样的实验条件下测量吸光度,就可以在工作曲线中找到它对应的浓度。

【实验器材】

1. 仪器 UV-9600 型分光光度计(图 26-1),4 个光径为 1cm 的配套比色杯。

2. 耗材

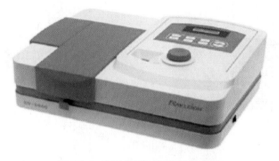

图 26-1　UV-9600 型分光光度计

(1) 容量瓶:100ml 的 4 个、1 000ml 的 1 个。

(2) 移液管:1ml、5ml、10ml 各一支。

(3) 烧杯:500ml 的 1 个。

【实验步骤】

1. $KMnO_4$ 溶液的配制　称取 1.58g $KMnO_4$ 固体,置于烧杯中用 H_2SO_4 溶液(0.005mol/L)溶解,并定容至 1 000ml,混匀,该溶液浓度为 0.01mol/L。

2. $KMnO_4$ 溶液标准曲线的制作　用吸量管移取上述 $KMnO_4$ 溶液 1.0、2.0、4.0、8.0ml,分别放入 4 个 100ml 容量瓶中,加水稀释至刻度,充分摇匀,各溶液 $KMnO_4$ 浓度分别为 0.000 1mol/L、0.000 2mol/L、0.000 4mol/L、0.000 8mol/L。在 525nm 波长测定 A_{525} 值,以 $KMnO_4$ 溶液浓度为横坐标,A_{525} 值为纵坐标,绘制标准曲线。

3. 样品测试　配制待测 $KMnO_4$ 溶液 1ml,加入蒸馏水 3ml,摇匀,测定 A_{525},从标准曲线中查出 $KMnO_4$ 溶液浓度。

【数据记录与处理】

将实验数据记录于下表 26-1 中。

表26-1 KMnO₄溶液标准曲线的制作记录表

项目	1	2	3	4	5
KMnO₄浓度/(mol/L)	0	0.000 1	0.000 2	0.000 4	0.000 8
A_{525}					

【注意事项】

1. 比色杯透光面不能污染或有指印,禁止用粗糙的纸张擦拭,加到比色杯的溶液体积不能超过比色杯容量的3/4,以免溅出。

2. 每次测定KMnO₄溶液吸光度前都应重新调"0%"和"100%"。

3. 测定时应尽量使吸光度值在0.1~0.8的范围内进行,以获得较高的准确度。

4. 比色杯使用完毕,应用蒸馏水洗净,用细软而易吸水的擦镜纸擦干,存放于比色杯盒中,使用时保护好比色杯的透光面。

【思考题】

如何准确绘制KMnO₄溶液标准曲线。

(曹 越 胡志坚)

实验 27 双波长分光光度法测定复方磺胺甲噁唑片中磺胺甲噁唑的含量

【实验目的】

1. 掌握等吸收双波长消去法测定多组分含量的方法与原理。

2. 熟悉用单波长分光光度计(单光束或双光束)进行双波长测定的方法。

【实验原理】

对二元组分混合物中某一组分测定时,若干扰组分在某两个波长处具有相同的吸光度,而被测组分在这两个波长处的吸光度差异显著,则可采用"等吸收双波长消去法"消除干扰组分的吸收,直接测定混合物在此两波长处的吸光度差值ΔA。在一定条件下,ΔA与被测组分的浓度成正比,与干扰组分浓度无关。其数学式表达如下:

$$\Delta A^{a+b} = A_1^{a+b} - A_2^{a+b} = A_1^a - A_2^a + A_1^b - A_2^b$$
$$= c_a(E_1^a - E_2^a) \cdot l + c_b(E_1^b - E_2^b) \cdot l$$

由于 $E_1^b = E_2^b$

所以 $\Delta A^{a+b} = c_a(E_1^a - E_2^a) \cdot l = \Delta E^a \cdot c_a \cdot l$

(公式27-1)

此处设b为干扰物,在所选波长 λ_1 和 λ_2 处的吸光度相等。

本实验以复方磺胺甲噁唑片为例。复方磺胺甲噁唑片每片含磺胺甲噁唑(SMZ)0.4g及甲氧苄啶(TMP)0.08g。SMZ和TMP在0.4%氢氧化钠溶液中的紫外吸收光谱图如图27-1所示。由图可见,SMZ的吸收峰(257nm)与TMP的吸收谷波长很相近,而在TMP光谱上与257nm处吸光度相等的波长约在304nm处,此处SMZ的吸光度较低。因此,可通过实验用TMP同样选定 λ_1、λ_2

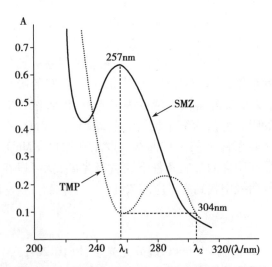

图27-1 SMZ和TMP在0.4%氢氧化钠溶液中的紫外吸收光谱

（257nm、304nm 左右）两个波长,再用已知浓度的 SMZ 溶液测定浓度与 ΔA（$A_1 - A_2$）的比例常数 ΔE,即可测定 SMZ 的含量。

【实验器材】

1. 仪器与耗材　751 型（或 752 型、WFZ800-D 型、UV2300 型等）紫外-可见分光光度计,石英比色杯（1cm）,所需其他玻璃仪器。

2. 试剂　SMZ 对照品,TMP 对照品,复方磺胺甲噁唑片,无水酒精（AR）,NaOH 溶液（0.4%）。

【实验步骤】

1. 对照品溶液的配制　精密称取 105℃ 干燥至恒重的 TMP 对照品约 10mg,用酒精溶解并稀释至 100ml,量取 2.00ml 置 100ml 量瓶中,用 NaOH 溶液稀释至刻度,摇匀。取在 105℃ 干燥至恒重的 SMZ 对照品约 50mg,精密称量,同法配制溶液。

2. SMZ 测定波长的选定和 ΔE 的测定　以相应溶剂为空白,以 257nm 为测定波长 λ_1,再在 304nm 附近几个不同波长处测定 TMP 对照品溶液的吸光度,找出吸光度与 λ_1 处相等时的波长 λ_2,即 $\Delta A = A_{\lambda_2} - A_{\lambda_1} = 0$。若用双波长仪器,则只需要将样品溶液置光路中,固定一个单色器的波长于 λ_1 处,用另一单色器作波长扫描即可找到 λ_2。同法,在 λ_1 和 λ_2 处分别测定 SMZ 对照品溶液的 A_1 和 A_2,用所得的吸光度和溶液的浓度计算 ΔE（公式 27-2）。

$$\Delta E = \frac{A1 - A2}{c} = \frac{\Delta A}{c} \qquad （公式 27-2）$$

3. 复方磺胺甲噁唑片剂中 SMZ 的测定　取复方磺胺甲噁唑片 10 片,精密称定,研细,精密称取适量（约相当于 SMZ 50mg 与 TMP 10mg）,置 100ml 量瓶中,加酒精适量,振摇 15min 使药物溶解,加酒精稀释至刻度,摇匀,滤过,精密吸取滤液 2ml 置 100ml 量瓶中,用 NaOH 溶液稀释至刻度;在 λ_1 和 λ_2 波长处测定供试品的吸光度 A_1 和 A_2 值,以它们的差值 ΔA 计算供试品 SMZ 浓度（公式 27-3）。

$$c = \frac{\Delta A}{\Delta E}（g/100mg） \qquad （公式 27-3）$$

再换算成复方磺胺甲噁唑片剂中 SMZ 的标示量含量（公式 27-4）。

$$标示量（\%）= \frac{测得量（g/平均每片）}{标示量（g/片）} \times 100\%$$

$$= \frac{c \times \dfrac{100 \times 100}{100 \times 2}}{称样量（g）} \times \frac{平均片重（g）}{标示量（g/片）} \times 100\%$$

$$= \frac{c \times 100}{称样量（g）\times 2} \times \frac{平均片重（g）}{标示量（g/片）}$$

$$\times 100\% \qquad （公式 27-4）$$

【数据记录与处理】

将实验数据记录于下表 27-1 中。

表 27-1　复方磺胺甲噁唑片剂中 SMZ 标示量测定结果

项目	A_{SMZ}	$A_样$
λ_1/nm		
λ_2/nm		
ΔE		
SMZ 浓度/（g/100mg）		
SMZ 标示量/%		

【注意事项】

1. 为使药物溶解完全,应振摇 15min,然后过滤去除滑石粉等不溶物,否则会影响测定。

2. 取滤液时,移液管应用滤液洗涤 3 次,以保持浓度一致。

3. 配制好的浓、稀释液应作好标签记号。

4. 比色杯用毕后应充分洗净保存。关闭仪器,检查干燥剂及防尘措施。

【思考题】

1. 在双波长法测定中,如何选择适当的测定波长和参比波长?

2. 能否采用双波长法测定复方磺胺甲噁唑片中 TMP 的含量? 如果可行,试设计复方磺胺甲噁唑片 TMP 含量测定的方法。

3. 本法的主要误差来源何在?

4. 如果只测定 SMZ,TMP 对照品溶液的浓度是否需准确配制?

（曹　越　胡志坚）

实验 28　血红蛋白及其衍生物吸收光谱分析

【实验目的】

1. 掌握血红蛋白及其衍生物吸收光谱测定的原理及操作方法。

2. 熟悉吸收光谱曲线绘制的方法。

【实验原理】

当光线通过某种物质的溶液时，某种特定波长的光波能被该物质选择性地吸收，从而得到该物质所特有的吸收光谱。不同物质有不同的特征性吸收光谱，根据其特征性吸收波长可以对物质进行定量分析。

血红蛋白（hemoglobin，Hb）是红细胞内的主要成分，由珠蛋白和亚铁血红素组成，其主要功能是在肺部与氧结合，并将其运送到身体各组织。Hb 在不同条件下可形成不同形式的衍生物：Hb 与 O_2 结合可生成氧合血红蛋白（oxyhemoglobin，HbO_2）；Hb 与 CO 结合可生成呈樱桃红色的碳氧血红蛋白（carboxyhemoglobin，HbCO）；Hb 与 S 结合可形成硫化血红蛋白（sulfhemoglobin，SHb）；Hb 与氧化剂如高铁氰化钾作用可形成棕色的高铁血红蛋白（methemoglobin，MHb）等。这些物质的组成成分不同，分子结构不同，吸收光谱特征也不同，具有各自的吸收光谱。利用分光光度计测定不同波长的光线通过溶液时的吸光度，以波长为横坐标，吸光度为纵坐标，可绘制出各种 Hb 及其衍生物的吸收光谱曲线。血红蛋白及其主要衍生物的吸收峰和特征性吸收波长见表 28-1。

表 28-1　血红蛋白及其衍生物的吸收峰和特征性吸收波长

Hb 及其衍生物	吸收峰	特征性吸收波长/nm
Hb	1	555
HbO_2	2	578,540
HbCO	2	572,535
MHb（pH 6.4）	4	630,578,540,500

【实验器材】

1. 仪器 721 型分光光度计。

2. 试剂

（1）100g/L 高铁氰化钾溶液：称取高铁氰化钾 1g 置 10ml 容量瓶中，蒸馏水定容，临用前配制。

（2）0.15mol/L NaCl 溶液：精确称取 NaCl 8.775g 溶于蒸馏水中，定容至 1L。

（3）其他试剂：氯仿、辛醇、CO。

【实验步骤】

1. Hb 液的制备抗凝静脉血 4~5ml，离心分离去除血浆，剩余红细胞用 10 倍的生理盐水混匀后，4 000rpm，离心 5min，弃去上清液，重复 3~4 次。将红细胞、蒸馏水和氯仿（预冷）按 1:1:0.5 比例混匀，剧烈振荡 5min，离心去除细胞膜等沉淀。离心分离 Hb 溶液后，测定其含量并调节至 100g/L。

2. 样品的制备

（1）HbO_2 溶液：取 Hb 液 200μl，加蒸馏水 5ml。溶液呈鲜红色。

（2）HbCO 溶液：取 Hb 液 150μl，加蒸馏水 5ml，再加辛醇 50μl，混匀，通入 CO，密闭。溶液呈樱桃红色。

（3）MHb 溶液：取 Hb 液 150μl，加蒸馏水 5ml，加新鲜配制的 100g/L 高铁氰化钾 150μl，混匀。溶液呈棕色。

3. 测定

（1）将方法 2 制备的三种样品分别盛于比色杯内，在 721 型分光光度计上以蒸馏水为空白调节吸光度零点和 100%。

（2）在波长 500~650nm 范围内，每隔 20nm 分别测定上述溶液的吸光度一次，在接近吸收高峰时，每隔 2nm 测吸光度一次。每调一次波长，必须重新调吸光度为零。

4. 吸光度曲线绘制　以波长为横坐标，相应的吸光度为纵坐标，分别绘制出 Hb 及其各衍生物的吸收光谱曲线。每个吸收峰的最高吸光度所对应的波长为其特征性吸收波长。

【数据记录与处理】

1. 血红蛋白及其衍生物不同波长下的吸光度（A）记录于表 28-2 中。

表 28-2　血红蛋白及其衍生物不同波长下的吸光度(A)记录表

波长/nm	Hb 吸光度(A)	波长/nm	HbO₂ 吸光度(A)	波长/nm	HbCO 吸光度(A)	波长/nm	MHb 吸光度(A)

2. 绘制标准曲线并确定最大吸收波长。

【注意事项】

1. 高铁氰化钾临用前配制,并储存于棕色瓶中。

2. 所使用的分光光度计应进行波长校正。

【思考题】

1. 什么是吸收光谱? 测定吸收光谱曲线有何意义?

2. 血红蛋白及其常见的衍生物有哪些? 它们的特征性吸收波长分别是多少?

(王小林　胡志坚)

实验 29　原子吸收光谱法测定血清锌含量

【实验目的】

1. 掌握原子吸收分光光度法测定血清锌含量的基本原理及操作方法。

2. 熟悉原子吸收分光光度计的维护保养与使用注意事项。

【实验原理】

原子吸收光谱法是基于气态原子外层的电子对共振线的吸收。气态的基态原子数与物质的含量成正比,可进行定量分析。利用火焰的热能使样品转化为气态基态原子的方法称为火焰原子吸收光谱法。原子吸收分光光度计主要由待测元素的空心阴极灯发射出一定强度和一定波长的特征谱线的光,当其通过含待测元素基态原子蒸汽的火焰时,其中部分特征谱线的光被吸收,而未被吸收的光经单色器照射到光电检测器上被检测,根据该特征谱线光强度被吸收的程度,即可测得试样中待测元素的含量。

【实验器材】

1. 仪器

(1) 旋涡混合器。

(2) 离心机,转速大于 10 000rpm。

(3) 原子吸收光谱仪,具石墨炉、塞曼或氘灯背景校正装置和锌空心阴极灯。

(4) 火焰原子吸收分光光度仪,附锌空心阴极管。

2. 试剂

(1) 去离了水。

(2) 硝酸:$\rho20 = 1.42g/ml$,优级纯。

(3) 硝酸溶液:1%(体积分数)。

(4) 硝酸溶液:5%(体积分数)。

(5) 牛血:肝素抗凝,-20℃ 保存,用时放至室温并混匀。

（6）标准溶液:采用锌单元素有证标准物质。

【实验步骤】

（一）准备

1. 样品的采集与保存　消毒清洁皮肤后,抽取静脉血 4ml 于有塞的硬质塑料管中,放置 1h 后,以 2 000rpm 离心 10～15min,用吸管小心吸取全部血清并置于有塞硬质塑料管中,分析前需将血清充分混匀。样品在-20℃下可保存半年。

2. 血锌标准工作液的配制　将锌单元素标准溶液用 1% 硝酸溶液稀释成 50.0μg/ml 锌标准应用液,再用 1% 硝酸溶液配成浓度为 0μg/ml、1.25μg/ml、2.50μg/ml、5.00μg/ml、10.00μg/ml、12.50μg/ml 锌标准溶液系列。另取 6 只 10ml 容量瓶,编号为 1～6 号。分别加入 0.40ml 浓度为 0～12.50μg/ml 的锌标准溶液系列,再用牛血定容至刻度,即配制成浓度为 0μg/L、50μg/L、100μg/L、200μg/L、400μg/L、500μg/L 的血锌工作曲线标准溶液系列。配制方法见表 29-1。

表 29-1　血锌工作曲线标准系列配制

容量瓶编号	1	2	3	4	5	6
锌标准溶液/(μg/ml)	0	1.25	2.50	5.00	10.00	12.50
取锌标准溶液/ml	0.40	0.40	0.40	0.40	0.40	0.40
取牛血/ml	9.60	9.60	9.60	9.60	9.60	9.60
血中锌标准溶液/(μg/L)	0	50	100	200	400	500

3. 血锌标准工作液、样品及样品空白的预处理方法

（1）血锌标准工作溶液预处理:分别取 0.15ml 血锌标准溶液于有塞聚乙烯离心管内,各管加入 0.60ml 5% 硝酸溶液,立即盖好盖子,强力振摇,然后在旋涡混合器上振摇 5min,以 10 000rpm 离心 5min,上清液供测定。

（2）样品预处理方法:若是冷冻血样,取出后需恢复到实验室温度。充分振摇混匀,取出 0.15ml,置于 1.5ml 具塞聚乙烯离心管内,其余处理步骤同上。

（3）样品空白预处理:用采血针抽取 2.0ml 水置于采血管中,振荡,其余处理步骤同上。

（二）检测

1. 石墨炉原子吸收光谱法(酸脱蛋白法)

（1）仪器参数设定:按照仪器操作说明书设定相关参数。

（2）标准溶液测定:将原子吸收光谱仪调整到最佳测定状态,取 15μl 上清液进样,测定各标准系列,每个浓度重复测定 3 次取平均值。2～6 号的吸光度值减去 1 号的吸光度值后,对相应的锌浓度(μg/L)绘制工作曲线或计算回归方程。

（3）样品及样品空白的测定:用测定标准系列的操作条件测定样品及样品空白溶液(测定 3 次取平均值),空白测定结果应小于检出限。当检测结果大于检出限时,表明样品在采集、运输和存

储过程中受到污染,批量样品应作废。

（4）测得的吸光度值:由工作曲线或回归方程计算即可得到血中锌的浓度(μg/L)。

2. 火焰原子吸收光谱法(酸脱蛋白法)

（1）仪器参数设定:按照仪器操作说明书设定相关参数。

（2）测定:按仪器工作条件测定各标准液系列,每个浓度重复测定 3 次取平均值。2～6 号的吸光度值减去 1 号的吸光度值后,对相应的锌浓度(μg/L)绘制工作曲线或计算回归方程。然后测定样品和空白吸光度 3 次取平均值,由标准曲线求得血清锌的含量(μg/L)。

（三）仪器的保养与维护

1. 原子吸收分光光度计的使用环境　保持实验室的卫生及实验室的环境,做到定期打扫实验室,避免各个镜子被尘土覆盖影响光的透过降低能量。试验后要将试验用品收拾干净,使酸性物品远离仪器并保持仪器室内湿度。以免酸气将光学器件腐蚀,发霉。

2. 元素灯的保养　原子吸收主机在长时间不使用的情况下,请保持每一至两周为间隔,将仪器打开并联机预热 1～2h,以延长使用寿命。元素灯长时间不使用,将会因为漏气、零部件放气等原因不能使用,甚至不能点燃。所以应将不长使用的元素灯每隔 3～4 个月点燃 2～3h,以延长使用寿命,保障元素灯的性能。

3. 定期检查

（1）检查废液管并及时倾倒废液。

（2）废液管积液到达雾化桶下面后会使测量时极其不稳定，所以要随时检查废液管是否畅通，定时倾倒废液。

（3）乙炔气路的定期检查，以免管路老化产生漏气现象，发生危险。

（4）定期检查气路，每次换乙炔气瓶后一定要全面试漏。用肥皂水等可检验漏气情况的液体在所有接口处涂抹，观察是否有气泡产生，判断其是否漏气，并定期检查空气管路是否存在漏气现象。

4. 空压机及空气气路的保养和维护仪器室内湿度高时，空压机极易积水，严重影响测量的稳定性，应经常放水，避免水进入气路管道。空压机上一般都有放水按钮，放水时请在有压力的情况下按此按钮即可将积水排除。

5. 火焰原子化器的保养和维护

（1）每次样品测定工作结束后，在火焰点燃状态下，用去离子水喷雾 5~10min，清洗残留在雾化室中的样品溶液。然后停止清洗喷雾，等水分烘干后关闭乙炔气路。

（2）玻璃雾化器在测试使用氢氟酸的样品后，要注意及时清洗，清洗方法即在火焰点燃的状态下，吸喷去离子水 5~10min，以保证其使用寿命。

（3）燃烧器和雾化室应经常检查保持清洁。对沾在燃烧器缝口上的积炭，可用刀片刮除。雾化室清洗时，可取下燃烧器，用去离子水直接倒入清洗即可。

6. 石墨炉原子化器的保养

（1）石墨锥内部因测试样品的复杂程度不同会产生不同程度的残留物，通过洗耳球将可吹掉的杂质清除，使用酒精棉进行擦拭，将其清理干净，自然风干后加入石墨管空烧即可。

（2）石英窗的清理，石英窗落入灰尘后会使透过率下降，产生能量的损失。清理方法为，将石英窗旋转拧下，用酒精棉擦拭干净后使用擦镜纸将污垢擦净，安装复位即可。

（3）夏天天气比较热的时候冷却循环水水温不宜设置过低（18~19℃）会产生水雾凝结在石英窗上影响到光路的顺畅通过。

【数据记录与处理】

（一）数据记录

表 29-2　血锌标准液、样品空白、样品、测定原始记录

容量瓶编号	第 1 次	第 2 次	第 3 次	平均值
1				
2				
3				
4				
5				
6				
样品空白				
样品				

（二）绘制标准工作曲线

（三）计算样品值

血中锌的浓度为：μg/L。

【注意事项】

1. 进样量应根据仪器具体情况确定，一般选择 10~20μl。

2. 基质对测定有影响，样品与标准液应采用相同的处理方法。若样品中锌浓度超过测定范围，可将血锌标准液浓度提高至 800μg/L 或 1 000μg/L，标准液及样品均采用 10 倍稀释方法处理后测定，即取血液 0.1ml，加入 5% 硝酸溶液至 1.0ml。

3. 采血管不能使用 EDTA 抗凝管。

【思考题】

1. 简述血锌标准工作曲线系列液的配制方法。

2. 简述血清锌样品的处理方法。

3. 简述火焰原子化器的保养和维护。

（张家忠　胡志坚）

实验 30　荧光法测定维生素B₂

【实验目的】

1. 掌握分子荧光法测定维生素 B₂ 的基本原理。

2. 掌握荧光法的基本操作方法和标准曲线法测定物质含量的方法。

3. 熟悉最大荧光波长和最大激发波长的选择。

4. 了解荧光分光光度计的结构。

【实验原理】

维生素 B₂（vitamin B₂，VB₂），是橘黄色无臭的针状晶体。VB₂ 为体内黄酶类辅基的组成部分。当 VB₂ 缺乏时，会影响机体的生物氧化，发生代谢障碍。其病变主要表现为口、眼、生殖器等部位炎症，如口角炎、唇炎、结膜炎和阴囊炎等。因此，VB₂ 可用于上述疾病的防治。VB₂ 的分子式为：$C_{17}H_{20}N_4O_6$，摩尔质量为 376.4g/mol。其结构简式如图 30-1 所示：

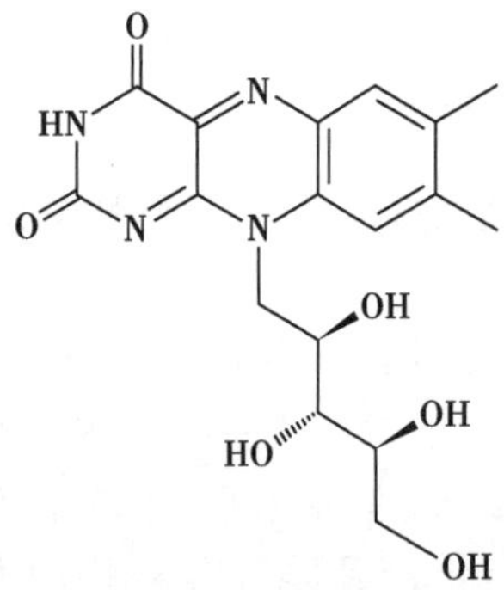

图 30-1　维生素 B₂ 的结构简式

VB₂ 分子中有三个芳香环，且具有刚性平面结构，能发射荧光。VB₂ 易溶于水而不溶于乙醚等有机溶剂，在中性或酸性溶液中稳定，热稳定性好，但光照易分解。

VB₂ 溶液在 430～440nm 蓝光的照射下，发射出绿色荧光，其最大荧光波长约为 535nm。在 pH 6～7 的溶液中，VB₂ 溶液的荧光强度最大。根据分子荧光法定量关系式，荧光强度与 VB₂ 浓度呈线性，故可用分子荧光法测定未知浓度溶液中 VB₂ 含量。

VB₂ 在碱性溶液中经光照会发生分解而转化为光黄素。光黄素发射的荧光强度比 VB₂ 的荧光强得多。因此，在测定 VB₂ 的荧光强度时需控制溶液在酸性范围内，避光条件下进行。

在稀溶液中，荧光强度 F 与待测物浓度 c 间有如下关系：

$$F = 2.303\varphi_f I_0 \varepsilon bc$$

当实验条件一定时，荧光强度 F 与溶液浓度 c 成正比，即：

$$F = Kc$$

该式为分子荧光法进行定量分析的依据。

【实验器材】

1. 仪器和耗材　荧光分光光度计，1cm 石英比色皿，50ml 容量瓶，1 000ml 容量瓶，5ml 移液管，移液管架，洗瓶，滴管，100ml 烧杯。

2. 试剂

（1）10.0μg/ml 维生素 B₂ 标准溶液（含 1%醋酸）：准确称取 100 000mg 维生素 B₂ 标准品，置于 100ml 烧杯中，加入 1%醋酸溶液使其溶解，转移至 1 000ml 容量瓶中，用 1%醋酸溶液稀释至刻度，摇匀，将溶液储存于棕色试剂瓶中。

（2）维生素 B₂ 样品溶液：取一片市售维生素 B₂ 药片，准确称取其质量后研细，置于 100ml 烧杯中，用 1%醋酸溶液使其溶解，转移至 1 000ml 容量瓶中，用 1%醋酸溶液稀释至刻度，摇匀，过滤，将滤液储于棕色试剂瓶中保存。

（3）1%醋酸溶液：称取冰醋酸 1g 于 100ml 容量瓶中，用去离子水稀释至刻度，摇匀，备用。

荧光分光光度计的结构：主要部件包括机箱、按键、光路系统、样品室、波长调节旋钮、显示屏，如图 30-2 所示。

【实验步骤】

1. 标准系列溶液及样品溶液配制按照表 30-1 配制维生素 B₂ 标准系列溶液及样品溶液，并计算系列标准溶液浓度（μg/ml）。

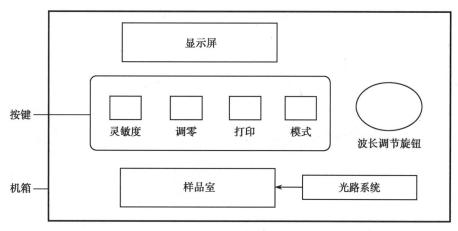

图 30-2 荧光分光光度计结构示意图

2. 激发光谱的绘制 将荧光波长设置为 530nm，测定激发光波长在 380~530nm 范围的荧光强度值（F）。用 1cm 石英荧光比色皿盛入 5 号溶液为测定溶液，将其置于荧光光度计样品室中，盖上样品室舱盖，依次测定在不同激发波长下 5 号溶液的荧光强度值，结果记录于表 30-2。在坐标纸上以测得的荧光强度 F 为纵坐标，对应激发波长 λ_{ex} 为横坐标作图，绘制激发光谱。从激发光谱曲线上找出其最大激发波长 λ_{ex}。

3. 荧光光谱的绘制 将激发波长调节为上面选出的最大激发波长 λ_{ex}，测定荧光波长在 450~600nm 范围的荧光强度 F 值。用 1cm 石英荧光比色皿盛入 5 号溶液为测定溶液，将其置于荧光光度计样品室中，盖上样品室舱盖，依次测定在不同荧光波长下 5 号溶液的荧光强度 F，结果记录于表 30-3。以测得的 F 为纵坐标，荧光波长 λ_{em} 为横坐标作图，绘制荧光光谱。从荧光光谱曲线上找出最大荧光波长 λ_{em}。

4. 测定灵敏度 选择将激发波长和荧光波长分别调节为上述选择的最大激发波长 λ_{ex} 和最大荧光波长 λ_{em}，用 1cm 石英荧光比色皿，以 5 号溶液为测定溶液，置于荧光光度计样品室中，盖上样品室舱盖，调节荧光光度计灵敏度，在测定不过载的情况下选择较大的测定灵敏度。

5. 标准溶液和样品溶液的荧光强度测定 将激发波长和荧光波长分别调节为上述选择的最大激发波长 λ_{ex} 和最大荧光波长 λ_{em}，荧光光度计灵敏度调节为步骤 4 选择的灵敏度挡；用 1cm 石英荧光比色皿，装入 1% 醋酸溶液作为参比溶液，置于荧光光度计样品室中，盖上样品室舱盖，调零。按表 30-4 在同样的实验条件下，依次测定系列标准溶液和样品溶液的荧光强度 F，平行测定三次，计算 F 平均值。

6. 荧光法标准曲线绘制 以测得的系列标准溶液荧光强度 F 的平均值为纵坐标，标准溶液浓度 c 为横坐标，绘制荧光法 F-c 标准曲线。

7. 样品溶液中的维生素 B₂ 浓度计算根据测得的 6 号样品溶液的荧光强度 F 平均值，采用作图法在标准曲线上可求出 F 对应的浓度 c_x。采用公式 30-1 计算样品溶液中维生素 B₂ 的浓度。

$$c_x = c_{读取值} \times \frac{50.00}{2.50} \qquad （公式 30-1）$$

然后，根据样品溶液浓度计算药片中维生素 B₂ 含量。

【数据记录与处理】

1. 标准溶液及样品溶液配制记录（表 30-1）。

表 30-1 标准溶液及样品溶液配制表

编号	1	2	3	4	5	6(样品溶液)
10.0μg/ml 维生素 B₂ 标准溶液体积/ml	1.00	2.00	3.00	4.00	5.00	2.50
定容	以上溶液用移液管分别移取至 50ml 容量瓶中，加入 1% 醋酸溶液稀释至刻度并摇匀					
系列标准溶液浓度/（μg/ml）						

2. 激发波长及对应的荧光强度测定记录（表 30-2）。

表 30-2　激发波长及对应的荧光强度测定表

λ_{ex}/nm	380	390	400	410	420	430	440	450
F								
λ_{ex}/nm	460	470	480	490	500	510	520	530
F								
最大激发波长 $\lambda_{ex}=$			nm					

3. 荧光波长及对应的荧光强度测定记录（表 30-3）。

表 30-3　荧光波长及对应的荧光强度测定表

λ_{em}/nm	450	460	470	480	490	500	510	520
F								
λ_{em}/nm	530	540	550	560	570	580	590	600
F								
最大荧光波长 $\lambda_{em}=$			nm					

4. 标准溶液及样品溶液的荧光强度测定记录（表 30-4）。

表 30-4　标准溶液及样品溶液的荧光强度测定表

编号	1	2	3	4	5	6(样品溶液)
F_1						
F_2						
F_3						
F 平均值						

5. 绘制荧光法测定维生素 B$_2$ 的标准曲线（图 30-3）

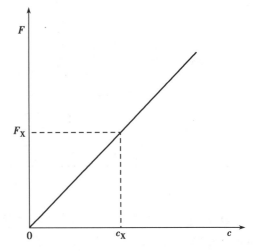

图 30-3　荧光法测定维生素 B$_2$ 的标准曲线

6. 计算样品溶液中的维生素 B$_2$ 浓度及含量。

【注意事项】

1. 在比色皿未放入荧光光度计测定光路时，必须将样品室舱盖打开。

2. 实验中拿取比色皿时，应拿其相对的两条棱边，避免直接接触比色皿的透光面，以免影响测定结果。

3. 比色皿外表面须用吸水纸擦拭干净后再放入荧光光度计样品室。

4. 换装不同浓度溶液从低浓度到高浓度进行检测时，必须用待测溶液润洗比色皿至少三次。盛装了高浓度溶液后，要进行低浓度溶液检测，需用蒸馏水清洗比色皿后再进行润洗。

【思考题】

1. 荧光法测定维生素 B$_2$ 含量的实验为什么需在酸性环境进行？

2. 为什么在与入射光源垂直的位置检测荧光？

3. 影响荧光强度测定的因素有哪些？

（张晓清　胡志坚）

实验 31　流式细胞仪使用与淋巴细胞亚群分析

【实验目的】

1. 掌握流式细胞仪的原理及基本使用。
2. 掌握流式细胞仪淋巴细胞亚群分析。
3. 了解流式细胞仪的临床应用。

【实验原理】

流式细胞术是一种对处在快速直线流动状态中的细胞或生物颗粒进行多参数、快速定量分析和分选的技术。流式细胞仪（flow cytometer，FCM）是在流式细胞术基础上发展起来的一种仪器，它整合了包括液体力学、激光技术、细胞荧光染色技术、免疫学技术、计算机分析技术及多功能液相芯片分析系统（Luminex 技术）等多项技术。FCM 主要有分析型 FCM 和分选型 FCM。

分析型 FCM 的工作原理是经特异荧光染色的单细胞悬液样品，在液体压力的作用下进入 FCM 流动室，与此同时鞘流液也由专门的管道进入流动室，两者混合形成层流，自喷嘴口逐一连续射出，被由其垂直的特定波长的激光束照射，细胞表面的荧光素产生特定波长的荧光，同时产生光散射。这些混合的光信号经光电倍增管和光电二极管转变为电子信号，并经过模数转换器以电子脉冲的形式被计算机系统接收，最后通过相应的软件分析得出细胞的生物学特征。分选型 FCM 是在分析型 FCM 的基础上增加了分选系统。

淋巴细胞可分为 T 淋巴细胞、B 淋巴细胞和 NK 细胞，T 淋巴细胞特异性表达 CD3，根据 CD4、CD8 的表达又可将 T 淋巴细胞分为辅助性和抑制性 T 淋巴细胞。FCM 可以同时检测一种或几种淋巴细胞表面抗原以进行淋巴细胞亚群分析。FCM 淋巴细胞绝对计数分为双平台方法和单平台方法。

双平台方法通过 FCM 获取出现于较多量靶细胞群中（淋巴细胞群或白细胞群）的目的细胞亚群的比例和用第二台仪器（血细胞仪）检测同一标本靶细胞群的绝对数，两个测定结果相乘所得即为目的细胞群的绝对数，该方法的缺点是包含两种体系的系统误差。单平台方法指所有结果均来自 FCM，方法是用已知总数的荧光计数微球作标准内参，加入待检测血液样本中，再加入荧光抗体，应用 FCM 中的获取和分析软件，直接得出血中各淋巴细胞亚群细胞的绝对数。单平台方法免去了第二台仪器所产生的系统误差。

【实验器材】

1. 仪器　流式细胞仪，试管架，仪器配套试管，计时器。

2. 试剂

（1）荧光素标记的单克隆抗体：CD45、CD3、CD4、CD8、CD19、CD16、CD56。

单抗对细胞的反应性：CD45 表达于所有白细胞；CD3 表达于 T 淋巴细胞；CD4 表达于 T 辅助/诱导淋巴细胞（CD4$^+$T 细胞）和单核细胞；CD8 表达于细胞毒 T 细胞（CD8$^+$T 细胞）和 NK 细胞；CD19 表达于 B 淋巴细胞；CD16 表达于 NK 细胞、单核巨噬细胞、粒细胞和树突状细胞等；CD56 表达于 NK 细胞和小部分 T 细胞。

单抗对淋巴细胞亚群的鉴定：CD4、CD8、CD16 和 CD56 单抗均不能特异性标记淋巴细胞某一亚群。采用 CD45 和/或 CD3 作为设门抗体，同时兼做质控试剂。CD3$^+$T 细胞标记为 CD3$^+$，CD4$^+$T 细胞标记为 CD3$^+$CD4$^+$，CD8$^+$T 细胞标记为 CD3$^+$CD8$^+$，B 细胞标记为 CD3$^-$CD19$^+$，NK 细胞标记为 CD3$^-$CD56$^+$或 CD3$^-$CD(16+56)$^+$。

直接标记抗体荧光染料：异硫氰酸荧光素（FITC）、藻红蛋白（PE/RD1）、藻红蛋白偶联物（PECY5）、多甲藻叶绿素蛋白（PerCP）、藻红蛋白-德州红偶联物（ECD）和别藻青蛋白（APC）。除了别藻青蛋白（APC）外的其他荧光染料均采用 488nm 的激发光源激发，最大发射波长分别为 525nm、575nm、670nm、675nm 和 613nm。别藻青蛋白（APC）的激发光源为 630nm，最大发射波长为 660nm。

目前临床实验室多购置仪器配套的商品试剂，如四色或六色淋巴细胞亚群试剂：①CD45FITC/CD4RD1/CD8ECD/CD3PC5；②CD45FITC/CD3RD1/CD19ECD/CD16+56PC5。

（2）溶血素：使用与仪器相匹配的溶血素（内含固定液），并严格按照使用说明和注意事项进行操作。如果使用没有固定作用的溶血剂（如氯化铵和低渗缓冲液等），染色后标本需要保存在4℃，并在1h内完成上机检测。

（3）定量微球：用于淋巴细胞亚群绝对计数。常用的商品化荧光微球包括 Flow-Count™（Beckman-Coulter）、FCSC Count Standard™（Flow Cytometry Standards Corporaton）和 TruCount™（Becton Dicknson）等。

（4）0.01mol/L PBS 溶液。

（5）双蒸馏水。

3. 样本 EDTA-K$_2$/EDTA-K$_3$ 抗凝血液。

【实验步骤】

（一）试剂准备

1. 抗体试剂配制方案　最常见的淋巴细胞亚群包括 T 细胞、B 细胞、NK 细胞、CD4$^+$T 细胞和 CD8$^+$T 细胞。对于淋巴细胞亚群检测不能通过单一的抗体来检测，必须通过抗体组合来进行检测。常用的方案有：联合 CD45 的四色方案、联合 CD45 的三色方案、双色方案、7-氨基放线菌素 D（7-AAD），实验前可根据需要选择方案配制，必要时采用 7-AAD 联合 CD45 方案。

（1）联合 CD45 的四色方案可以有两种组合抗体的选择：①用 CD45/CD3/CD4/CD8 做四色标记，主要可以检测 CD3$^+$T 细胞、CD4$^+$T 细胞、CD8$^+$T 细胞；②用 CD45/CD3/CD19/CD16 和/或 CD56 做第二管的标记，用于检测 CD3$^+$T 细胞、B 细胞和 NK 细胞。

（2）联合 CD45 的三色方案主要是有四种不同的试剂：①CD45/CD3/CD4 主要用来检测 CD3$^+$T 细胞、CD4$^+$T 细胞；②CD45/CD3/CD8 用来检测 CD3$^+$T 细胞和 CD8$^+$T 细胞；③CD45/CD3/CD19 用来检测 CD3$^+$T 细胞和 B 细胞；④CD45/CD3/CD16 和/或 CD56 用来检测 CD3$^+$T 细胞和 NK 细胞。

（3）双色方案当实验室条件不足时，用双色方案，常为四种：①CD3/CD4 用来检测 CD3$^+$T 细胞和 CD4$^+$T 细胞；②CD3/CD8 用来检测 CD3$^+$T 细胞和 CD8$^+$T 细胞；③CD3/CD19 用来检测 CD3$^+$T 细胞和 B 细胞；④CD3/CD16 和/或 CD56 用来检测 CD3$^+$T 和 NK 细胞。

（4）7-氨基放线菌素 D（7-AAD）联合 CD45 方案原则上所有标本须在 24h 内进行检测。对于超过 24h 的标本或肉眼观察发现已经变质，又必须检测的标本，需使用 7-氨基放线菌素 D（7-AAD）结合 CD45（评估淋巴细胞、单核细胞和粒细胞死亡）复染评估细胞活力。7-AAD 荧光染料主要染活细胞，主要用来鉴定细胞活性。①7-AAD 阴性者是活细胞群；②7-AAD 阳性者为细胞膜不完整的死细胞群；③7-AAD 阴性细胞群计数为 75% 时为最低细胞活力；④对于细胞活力低于 75% 的标本，建议采用 7-AAD 结合 CD45 的方案。

实验室自己准备组合单抗时，要求在每次试验前新鲜配制。组合抗体中每一种抗体都需要分别滴定以明确其噪声与阳性信号的最佳分离滴度，并检测作为组合抗体使用和作为组合抗体的成分之一单独使用的平均荧光强度和阳性率，其可比性需在 $\bar{X}\pm2SD$ 之内。

2. 选用商品试剂　推荐使用商品化组合抗体的体外诊断试剂，如四色淋巴细胞亚群试剂 CD45-FITC/CD4-RD1/CD8-ECD/CD3-PC5。

（二）样本与处理

1. 样本 EDTA 抗凝的静脉血（至少 1ml），标本采集后 6h 内进入染色分析。通过计数板计数或使用血细胞分析仪预先计算标本中的白细胞浓度，要求范围在（3.0~10.0）×10^3/ml 内，并严格按照操作说明书调整标本和抗体的最佳比例。淋巴细胞过少的标本应减少单抗用量。淋巴细胞过多的标本应使用含 1% 白蛋白或其他蛋白的磷酸盐缓冲液（PBS）稀释到适当浓度。

2. 标本处理方法采用全血溶血法，以便尽可能地回收所有的白细胞。但对于慢性肝病或高脂血症等患者的标本，由于脂质代谢异常导致红细胞脆性下降，溶血素常常无法完全裂解红细胞，需要采用密度梯度离心法，但需要注意的是密度梯度离心法使用密度梯度或冗长的离心步骤，容易导致特殊亚群的不均匀丢失。标本处理的步骤越多，细胞丢失就越多。而这种丢失在白细胞分类中的比例是不均等的。

（三）免疫荧光染色

不同实验方法的操作步骤可有差异，需要执行标准操作程序。

1. 标本与抗体孵育　适量体积（50~200μl）全血标本加入适量直标抗体（5~20μl），室温孵育时间 20~30min，或按试剂说明书进行操作。

2. 裂解红细胞　裂解红细胞的方法与使用的溶血素有关，裂解时间和方法按照所用溶血素说明书进行操作。

3. 离心　离心洗涤方法与溶血素有关,按照所用溶血素说明书进行操作。单平台绝对计数法使用绝对计数管,在裂解红细胞后,不要离心洗涤,或上机检测前向待测标本中加入定量荧光微球。

4. 染色后标本保存　制备好的标本在上机分析前在 4~10℃ 下避光保存,并在 24h 内上机检测,检测前混匀细胞。

（四）流式细胞仪上机检测

不同仪器的操作程序不同,需要严格根据仪器标准操作程序进行操作。

1. 执行仪器开机程序,进入分析软件。

2. 新建工作单,将淋巴细胞亚群分析程序拉入工作单。

3. 将样本按顺序摆在转盘上,转盘置于仪器上,盖好盖子。

4. 进行样本数据获取,全部数据收集完毕后,取下转盘,盖好盖子。

（五）数据分析

1. 联合 CD45 和 SSC 设门确定淋巴细胞群

（1）设定阈值或分辨值:根据仪器操作说明书进行设定。

（2）调整细胞群分布:在 CD45/SSC 散点图中,调整 SSC,使所有白细胞群均可见。

（3）根据 CD45 强阳性细胞群设门或划定区域:淋巴细胞群呈现 CD45 强阳性和 SSC 弱表达,设门时尽可能包括所有淋巴细胞,门内淋巴细胞数不低于 95%,并排除单核细胞和嗜碱性粒细胞的干扰。

相对于淋巴细胞,单核细胞的 CD45 呈弱表达,而 SSC 呈中等强度表达;嗜碱性粒细胞的 CD45 和 SSC 均为低表达。

（4）采集细胞数:在非设门荧光散点图中,每一荧光通道至少收集 5 000 个淋巴细胞,以确保对数量较少的淋巴细胞亚群(如占总淋巴细胞数的 10%)提供足够多的细胞。

（5）T、B 和 NK 细胞相对计数的总和:占淋巴细胞总数的 100%±5% 范围内。

（6）T 细胞、B 细胞和 NK 细胞在 CD45/SSC 散点图中的分布和确认:B 细胞的 CD45 表达较 T 细胞稍弱,NK 细胞的 CD45 表达强度与 T 细胞相似,但 SSC 信号较 T 细胞强。

将 CD3/SSC,CD19/SSC,以及 CD56 或 CD(16+56)/SSC 中 T 细胞、B 细胞和 NK 细胞的分布特征筛选出来,并在 CD45/SSC 双参数散点图中显示,以监测设门的准确性。

2. 淋巴细胞亚群分析和计数

（1）双参数荧光散点图的设置:设置 CD3/CD4 散点图、CD3/CD8 散点图、CD3/CD19 散点图、CD3/CD56 或 CD(16+56)散点图。

（2）四象限门的设置:在每一荧光散点图中,设置四象限门,将 CD45/SSC 散点图中选定的淋巴细胞群中的表达该抗原的阴性细胞群和阳性细胞群区分开来。

（3）淋巴细胞亚群相对计数

1）$CD4^+$T 细胞相对计数(%):CD3/CD4 散点图中 $CD3^+CD4^+$ 双阳性细胞群占 CD45/SSC 散点图中选定的淋巴细胞群的百分比。

2）$CD8^+$T 细胞相对计数(%):CD3/CD8 散点图中 $CD3^+CD8^+$ 双阳性细胞群占 CD45/SSC 散点图中选定的淋巴细胞群的百分比。

3）B 细胞相对计数(%):CD3/CD19 散点图中 $CD3^-CD19^+$ 细胞群占 CD45/SSC 散点图中选定的淋巴细胞群的百分比。

4）NK 细胞相对计数(%):CD3/CD56 或 CD(16+56)散点图中 $CD3^-CD56^+$ 细胞群或 CD3CD(16+56)$^+$ 占 CD45/SSC 散点图中选定的淋巴细胞群的百分比。

5）$CD3^+$T 细胞相对计数(%):在上述任意散点图中均可计数,在 CD3/CD4 散点图中计数为 $CD3^+CD4^-$ 单阳性细胞群百分比和 $CD3^+CD4^+$ 双阳性细胞群百分比的总和,在 CD3/CD8 散点图中计数为 $CD3^+CD8^-$ 单阳性细胞群百分比和 $CD3^+CD8^+$ 双阳性细胞群分比的总和,在 CD3/CD19 散点图中计数为 $CD3^+CD19^-$ 细胞群百分比,在 CD3/CD56 或 CD3/CD(16+56)散点图中计数为 $CD3^+CD56^-$ 或 $CD3^+CD(16+56)^-$ 百分比和 $CD3^+CD56^+$ 或 $CD3^+CD(16+56)^+$ 百分比的总和。

（4）淋巴细胞亚群绝对计数

1）双平台方法:根据上面方法检测的淋巴细胞亚群相对计数,通过双平台方法计算出绝对计数(绝对值,$\times 10^6$/L)

白细胞计数需要与亚群分析使用同一标本进行测试,并在 6h 内完成。当白细胞计数不能准确获得时,不能用双平台方法进行淋巴细胞绝对计数,只能采用单平台方法。不能采用淋巴细胞计数来计算淋巴细胞亚群绝对计数,因为淋巴细胞

计数在血细胞分析仪上表现出更大的变异度,白

$$淋巴细胞亚群绝对计数(绝对值)=\frac{CD45\,高表达区细胞数×所加入的总的荧光微球数}{微球区粒子数×所加入的血量}$$

2) 单平台方法:淋巴细胞亚群绝对计数直接来源于流式细胞仪数据,由专用软件直接计算生成,详见试剂操作说明书。

（六）结果报告和审核

1. 报告内容 $CD3^+T$ 细胞、$CD4^+T$ 细胞、$CD8^+T$ 细胞、B 细胞和 NK 细胞的相对计数(%)、绝对计数(绝对值)、$CD4^+T/CD8^+T$ 比值、参考范围及必要的解释和分析。

2. 审核内容包括数据采集阈值的设置、采集细胞数和微粒数、散射光模式、抗体组合方案、与试验结果相关的所有设门等。这些数据均应由实验室专业人员在数据时进行审核。

3. 参考范围每个实验室针对每一型号仪器都应确定本实验室淋巴细胞亚群分析的参考范围,成人和儿童应分别建立参考范围。并每年进行验证和调整,每次验证不少于 20 例健康人标本。

（七）仪器维护

1. 严格执行仪器的开、关机程序和操作规程。

2. 参照仪器说明书进行常规维护保养。

3. 仪器整体保养每半年一次,由厂家工程师协助完成。光电倍增管(PMT)每月检测一次,由厂家工程师协助完成。

【数据记录与处理】

将淋巴细胞亚群细胞分析数据记录于表 31-1 中。

表 31-1　流式细胞仪淋巴细胞亚群细胞分析数据记录

类型	相对数/%	绝对数/(×10⁶/L)	参考区间/(×10⁶/L)
$CD3^+T$ 细胞			
$CD4^+T$ 细胞			
$CD8^+T$ 细胞			
$CD4^+T/CD8^+T$ 比值			
B 细胞			
NK 细胞			

细胞计数作为分母比淋巴细胞计数更为稳定。

【注意事项】

1. 流式细胞仪的质量控制

(1) 验证和调整光路及规范光路设置:包括①在每次开机时,首先采用荧光微球光路质控品设置和调整仪器光学检测通道的电压和增益,确保其处于厂家或实验室根据特定的实验状态所设定的可接受范围内,并且保持每次开机时仪器性能稳定,对荧光抗体或全血标本最适合;②调整散射光峰和荧光峰,使之置于相应通道的同一狭小范围内,要求所有光学检测通道所使用的光学参数和荧光参数均为均质峰,其变异系数应符合所用流式细胞仪的技术要求;③确定仪器设置的标准化,连续 5d 上机测定荧光微球在每个光学检测通道的平均通道数和变异系数(CV%),每天共测定 4 次,然后计算出这些参数的均数($\bar{X}$)及标准差(SD),以 $\bar{X}±2SD$ 为可接受范围。当出现偏差时,应查找和解决问题,再进行光路的重新调整。维持上述的仪器设置条件,用于后续的仪器敏感性和荧光补偿设置的监测。

(2) 调整荧光分辨率:包括①采用未加直接标记抗体但经溶血素裂解的新鲜全血标本调整光电倍增管(PMT)电压。未染色淋巴细胞的自发荧光应完全在阴性区域,所使用的检测通道内荧光直方图的淋巴细胞阳性率<2%,双荧光散点图内的未染色细胞位于散点图的左下象限内;②评价标准品或校准品或细胞对弱表达荧光与自发荧光的区分能力;③确定峰间最小的可接受数据,监测此差异并校正任何日常偏差。流式细胞仪应使每个荧光检测通道都能将弱表达峰和自发荧光峰区分开,每月进行一次或按照仪器制造商的推荐周期执行。

(3) 调整荧光补偿:当采用两种及以上抗体组合方案进行淋巴细胞亚群分析时,或当光学检测通道的电压及增益发生变动时,或当仪器维修保养后,都需要进行荧光补偿调整。

(4) 性能评估:包括准确度、特异度、灵敏度、精密度等评价。

(5) 比对:实验室有多台流式细胞仪都进行外周血淋巴细胞亚群检测时,要求每半年进行一次仪器性能间比对。

（6）仪器质控记录:保存仪器质量控制记录以持续监测所有参数的变化。在日志中记录仪器设置、峰值通道、监测仪器状态的变异系数（CV）、标准化、荧光分辨率和荧光补偿等数据。

2. 为了避免不同血细胞沉降速率引起的人为误差，标本在上机前应充分混匀。当染色标本的光散射特征出现异常时，考虑与取样的代表性有关，因为反应染色细胞大小和密度差异的光散射特性会影响相对细胞沉降速率。

3. 染色过程中产生假阳性的主要原因是没有活力的细胞干扰，当标本放置超过 24h 后或出现肉眼可见的细胞坏死征象（如细胞碎片增多、标本浑浊等）时，需要检测染色后的标本细胞活力。

4. 定位淋巴细胞群是淋巴细胞亚群分析的关键一步，需排除标本中非淋巴细胞或细胞碎片对淋巴细胞群的干扰。

5. 需要设立阳性对照，包括针对方法学的阳性对照和针对试剂的阳性对照。

（1）针对方法学的阳性对照主要是监测流式细胞仪上机分析前的环节是否出现问题，包括红细胞裂解是不是完全、是不是染色效果很差。当由于红细胞裂解不完全或染色较差时，包括阳性对照在内的所有的标本结果都会出现偏差，所以这时阳性对照如果不好，就会提示上机前的染色环节出现问题。

（2）评价试剂的阳性对照用于检测新批号试剂和当前批号试剂的染色效率是否出现问题，当怀疑试剂出现问题时，采用该试剂与已知可接受性能批号的试剂同时操作进行验证。

6. 定量微球采集时间的稳定性用于单平台方法评估绝对计数的准确性。采集时间恒定，提示流式细胞仪的液流系统通畅，定量微球的加入量准确。采集时间不恒定，提示标本制备过程中出现问题，需要重新制备标本。

7. 血液和体液标本中可能存在致病性甚至致死性的活体病原微生物，所有标本都应当作为潜在传染源来处理，保障生物安全。

8. 保证加血量的准确，减少误差，加样时应固定使用同一把移液器（包括 Flow-Count 微球）。

9. 尽量保证样本制备过程中是同一实验者，以免造成不同操作者间加样量存在误差。

10. 染色和溶血步骤应在室温避光进行，在充分混匀过程中，尽量防止血样的飞溅，以免血样留在管壁上。

11. 作好流式细胞仪的定期维护保养和质量控制工作，保证仪器运行处于最佳状态。

【思考题】

1. 简述双平台与单平台 FCM 淋巴细胞分析方法，并比较其优缺点。
2. 简述 FCM 质量控制的主要内容。

（杨军平　胡志坚）

实验 32　柱色谱法分离甲基橙与亚甲蓝

【实验目的】

1. 掌握柱色谱法分离有机物的原理。
2. 熟悉柱色谱法的实验操作技术、注意事项。

【实验原理】

甲基橙和亚甲蓝均为指示剂，它们的结构式如下所示:

甲基橙

亚甲蓝

由于甲基橙和亚甲蓝的结构不同,极性不同,所以吸附剂对它们的吸附力不同,洗脱剂对它们的解析速度也不同。极性小、吸附力弱、解析速度快的亚甲蓝先被洗脱下来,而极性大、吸附力强、解析速度慢的甲基橙后被洗脱下来,从而使两种物质得以分离。本实验以中性氧化铝为吸附剂,95%酒精作为洗脱剂,先洗出亚甲蓝,再用蒸馏水作洗脱剂把甲基橙洗脱下来。

【实验器材】

1. 仪器　锥形瓶,铁架台,玻璃漏斗,色谱柱等。

2. 试剂　中性氧化铝(Al_2O_3),石英砂,酒精(95%),甲基橙,亚甲蓝。

【实验步骤】

1. 装柱

(1) 安装色谱柱:取一支色谱柱,在柱子的收缩底部塞一小团脱脂棉花,将色谱柱垂直固定在铁架台上,关闭活塞。

(2) 填固定相:向柱中加入已经润湿的Al_2O_3(7g Al_2O_3+95%酒精拌匀)至柱体积的1/2。

(3) 调节流速:用洗耳球敲打柱身使氧化铝装填紧密,打开活塞,用小锥型瓶承接,控制滴速为1滴/秒。装完后在上面加一层石英砂(约5mm)。操作时要注意吸附剂始终不能露出液面。

2. 加样

当酒精液面刚好流至石英砂平面相切时,立刻关闭活塞。向柱内滴加10滴甲基橙和亚甲蓝的混合物(酒精溶液),打开活塞。

3. 洗脱与收集

(1) 加洗脱液:待液面降至石英砂层时,用少量95%酒精洗下附在管壁的色素(少量多次),然后用95%酒精作为洗脱剂继续洗脱。洗脱时注意控制流速(约为1滴/秒)。

(2) 收集亚甲蓝:当蓝色的亚甲蓝色带到达柱底时,更换锥形瓶收集蓝色的色带,直至洗脱液无色。

(3) 收集甲基橙:更换锥形瓶,并改用蒸馏水继续洗脱,当黄色的甲基橙色带到达柱底时,更换锥形瓶收集黄色的色带,直到甲基橙色带全部被洗脱下来。

4. 收集液浓度测定

(1) 标准曲线绘制:以蒸馏水为溶剂,配制不同浓度的亚甲蓝系列标准溶液(5~7个),空白调零,在λ_{max}=661nm处测得亚甲蓝吸光度A。然后以A值为纵坐标,以浓度c为横坐标,绘制标准曲线。以相同的方法配制不同浓度的甲基橙系列标准溶液(5~7个),空白调零,在λ_{max}=450nm处测得甲基橙吸光度A,绘制甲基橙的标准曲线。

(2) 在相同条件下,分别测定亚甲蓝收集液、甲基橙收集液的吸光度A_x。

【数据记录与处理】

分别记录亚甲蓝收集液、甲基橙收集液的吸光度A_x(可平行测定3次,取平均值),从标准曲线上分别查出与吸光度A_x相对应的亚甲蓝、甲基橙的浓度c_x。也可由系列标准溶液测定数据求得直线回归方程和线性相关系数,根据直线回归方程求出亚甲蓝收集液、甲基橙收集液浓度c_x。

【注意事项】

1. 脱脂棉花主要作用是拖住氧化铝,不宜塞得太紧,否则会影响流出速度。

2. 氧化铝与酒精混合均匀即可,切勿捣碎成黏糊状,否则会使流出速度减慢。

3. 层析柱填装紧密与否,对分离效果影响很大。若柱中留有气泡或各部分松紧不均匀时,会影响渗透速度和显色的均匀性。

【思考题】

1. 装柱不均匀或有气泡、裂缝,将会造成什么后果?如何避免?

2. 极性大的组分为什么要用极性较大的溶剂洗脱?

(黄泽智　黄作良)

实验 33　离子交换层析分析复合氨基酸

【实验目的】

1. 掌握离子交换层析法分离氨基酸的基本原理。

2. 熟悉离子交换层析法的基本操作技术、注意事项。

【实验原理】

离子交换树脂是一种合成的高聚物,不溶于水,能吸水膨胀。高聚物分子由能电离的极性基团和非极性的树脂组成。极性基团上的离子能与溶液中的离子起交换作用,而非极性的树脂本身物理性质不变。通常离子交换树脂按所带的基团分为强酸($—SO_3H$)、弱酸($—COOH$)、强碱($—N^+\equiv R_3$)和弱碱($—NH_2$)型。离子交换树脂对于小分子物质如氨基酸、腺苷、腺苷酸等的分离效果较好;生物大分子物质因为不能扩散到树脂的链状结构中而不适合用离子交换树脂分离,但可选用以多糖聚合物如纤维素、葡聚糖为载体的离子交换剂分离。

本实验用磺酸阳离子交换树脂分离酸性氨基酸(天冬氨酸)、中性氨基酸(丙氨酸)和碱性氨基酸(赖氨酸)的混合液。在特定的 pH 条件下,它们解离程度不同,通过改变洗脱液的 pH 或离子强度可将其分别洗脱分离。

【实验器材】

1. 仪器　20cm×1cm 层析柱,试管,吸管,洗耳球,恒压洗脱瓶,部分收集器,滴管,电炉,紫外分光光度计,水浴锅等。

2. 试剂

(1) 聚乙烯磺酸钠型树脂。

(2) 2mol/L 盐酸溶液。

(3) 2mol/L 氢氧化钠溶液。

(4) 枸橼酸-氢氧化钠-盐酸缓冲液(pH 5.8,钠离子浓度 0.45mol/L)。

(5) 显色剂(0.2%中性茚三酮溶液)。

(6) 50%酒精溶液。

(7) 2mg/ml 标准氨基酸溶液。

(8) 混合氨基酸溶液。

【实验步骤】

1. 树脂的处理　将干树脂用蒸馏水浸泡过夜,使之充分溶胀,然后用 4 倍体积的 2mol/L 氢氧化钠溶液和 2mol/L 盐酸溶液依次浸泡,每次浸泡 2h,并分别用蒸馏水洗涤至中性;然后再用 2mol/L 氢氧化钠溶液浸泡 30min,用蒸馏水洗涤至中性。最后浸泡于枸橼酸缓冲液中备用。

2. 装柱　取直径 1cm、长度为 16~18cm 的层析柱,底部垫玻璃棉或海绵圆垫,自顶部注入上述经处理的树脂悬浮液,关闭层析柱出口,待树脂沉降后,放出过量的溶液,再加入一些树脂,至树脂沉积至 14~16cm 高度即可。于柱子顶部继续加入 pH 5.8 的枸橼酸缓冲液洗涤,使流出液 pH 达到 5.8 为止,关闭柱子出口,保持液面高出树脂表面 1cm 左右。

3. 加样　打开出口使缓冲液流出,待液面几乎与树脂表面平齐时关闭出口(不可使树脂表面干掉)。在树脂顶部放一圆形滤纸片,然后直接将 0.5ml 氨基酸混合液加到树脂顶部,打开出口使其缓慢流入柱内。

4. 洗脱与收集　当样品液面靠近树脂顶端时,即刻加入 0.5ml 枸橼酸缓冲液冲洗加样品处。待缓冲液液面靠近树脂顶端时再加入 0.5ml 缓冲液。如此重复两次,然后用滴管小心注入枸橼酸缓冲液(切勿搅动床面),并将柱与洗脱收集液试管和部分收集器相连。从加样开始用试管收集洗脱液,每管收集 1ml,共收集 80 管。

5. 氨基酸的鉴定　向各管收集液中加 1ml 中性茚三酮显色剂并混匀,在沸水浴中准确加热 15min 后冷却至室温,再加 1.5ml 的 50%酒精溶液,放置 10min。以蒸馏水为空白,波长 570nm 处测定其吸光度值(A)。

(1) 记录洗脱液各管 570nm 波长的吸光度值,以各管吸光度值为纵坐标,以管号为横坐标绘制洗脱液曲线。

(2) 用已知 3 种氨基酸的标准溶液为样品,

按上述方法和条件分别操作,便可得到同样的洗脱曲线。

（3）将混合氨基酸的洗脱曲线与标准氨基酸的洗脱曲线相对照,确定3个峰的位置及各峰为何种氨基酸。

【数据记录与处理】

1. 洗脱液各收集管吸光度值记录于表33-1。

表33-1　洗脱液各收集管吸光度值记录表

管号	1	2	3	4	5	6	7	8	9	10	11	12	13	14	15	16
吸光度 A																
管号	17	18	19	20	21	22	23	24	25	26	27	28	29	30	31	32
吸光度 A																
管号	33	34	35	36	37	38	39	40	41	42	43	44	45	46	47	48
吸光度 A																
管号	49	50	51	52	53	54	55	56	57	58	59	60	61	62	63	64
吸光度 A																
管号	65	66	67	68	69	70	71	72	73	74	75	76	77	78	79	80
吸光度 A																

2. 洗脱曲线以各管吸光度值为纵坐标,以管号为横坐标绘制洗脱液曲线。

3. 鉴定结论记录于表33-2。

表33-2　吸收峰和对应的氨基酸记录表

吸收峰(A)	对应的氨基酸

【注意事项】

1. 对树脂进行酸碱处理时,必须洗净树脂中残留的酸、碱。如用酸处理时,不洗净就会产生白色沉淀,影响实验结果。

2. 在装柱时必须避免气泡、分层及柱子液面在树脂表面以下等现象发生。

3. 加入的样品直接加在树脂的表面上,不能触碰到管壁上,否则洗脱峰之间的界线不清,而且拖尾长。

4. 一直保持流速10~12滴/min,并注意勿使树脂表面干燥。

【思考题】

1. 为什么不同氨基酸会从磺酸阳离子交换树脂上逐个洗脱下来?

2. 离子交换树脂如何保存与处理?

（黄泽智　黄作良）

实验 34　凝胶层析法分离血红蛋白与鱼精蛋白

【实验目的】

1. 掌握凝胶过滤法分离蛋白质的基本操作技术。

2. 熟悉凝胶柱层析的原理及应用。

【实验原理】

凝胶层析又称凝胶过滤，是一种按分子量大小分离物质的层析方法。该方法是把样品加到充满凝胶颗粒的层析柱中，然后用缓冲液洗脱。大分子物质不能进入凝胶颗粒中的静止相中，只留在凝胶颗粒之间的流动相中，因此以较快的速度首先流出层析柱，而小分子物质则能自由出入凝胶颗粒中，并很快在流动相和静止相之间形成动态平衡，因此就要花费较长的时间流经柱床，从而使不同大小的分子得以分离。

凝胶过滤柱层析所用的基质是具有立体网状结构、筛孔直径一致，且呈珠状颗粒的物质。这种物质可以完全或部分排阻某些大分子化合物于筛孔之外，而对某些小分子化合物则不能排阻，但可让其在筛孔中自由扩散、渗透。任何一种被分离的化合物被凝胶筛孔排阻的程度可用分配系数 Kav（被分离化合物在内水和外水体积中的比例关系）表示。Kav 值的大小与凝胶床的总体积（Vt）、外水体积（Vo）及分离物本身的洗脱体积（Ve）有关，即：

$$Kav = (Ve-Vo)/(Vt-Vo)$$

在限定的层析条件下，Vt 和 Vo 都是恒定值，而 Ve 值却是随着分离物分子量的变化而变化的。分离物分子量大，Kav 值小；反之，则 Kav 值增大。

通常选用蓝色葡聚糖 2 000 作为测定外水体积的物质。该物质分子量大（为 200 万），呈蓝色，它在各种型号的葡聚糖凝胶中都被完全排阻，并可借助其本身颜色，采用肉眼或分光光度仪检测（210nm 或 260nm 或 620nm）洗脱体积（即 Vo）。但在测定激酶等蛋白质的分子量时，因为蓝色葡聚糖 2 000 对激酶有吸附作用，所以有时用巨球蛋白代替。测定内水体积（Vi）的物质可选用硫酸铵、N-乙酰酪氨酸乙酯，或者其他与凝胶

无吸附力的小分子物质。

本实验通过 sephadex G-50 层析柱（图 34-1），以蒸馏水为流动相，分离血红蛋白（红色，分子量约 64 500）与二硝基氟苯-鱼精蛋白（鱼精蛋白与二硝基氟苯结合后为黄色，分子量约为 12 000）的混合物，从洗脱后颜色的不同即可观察到血红蛋白洗脱较快，鱼精蛋白洗脱较慢。

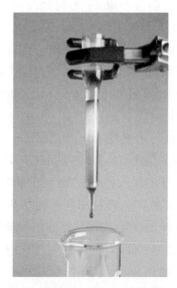

图 34-1　凝胶层析法分离血红蛋白与鱼精蛋白示意图

【实验器材】

1. 器材　层析柱（1′15cm），吸管 1ml（′1），滴管，搅棒试管。

2. 试剂

（1）血红蛋白溶液（Hb）：取肝素抗凝血 2ml，离心弃去上层血浆。用 0.9% NaCl 洗涤血细胞数次（颠倒混匀，离心，弃去上清液），使离心后上清液几乎无淡黄色为止。于洗净的红细胞中加入 5 倍体积的蒸馏水摇匀，离心去沉淀（破碎的细胞膜等）即为 Hb 稀释液备用。

（2）DNP 鱼精蛋白溶液：取鱼精蛋白 0.15g 溶于 10% NaHCO₃ 溶液 1.5ml 中（此时该蛋白质溶液 pH 应在 8.5~9.0 左右）。另取二硝基氟苯 0.15g，溶于微热的 95% 酒精 3ml 中，待其充分溶解后立即倾入上述蛋白质溶液中。将此管置于沸水浴中煮沸 5min，注意防止酒精沸腾溢出。冷却

后加 2 倍体积的 95% 酒精,可见黄色的 DNP-鱼精蛋白沉淀。离心(300rpm)5min,弃去上清液,沉淀用 95% 酒精洗 2 次,所得沉淀用 1ml 蒸馏水溶解,即为 DNP-鱼精蛋白溶液,备用。

(3) 0.9%NaCl。

(4) 10%NaHCO$_3$。

(5) 95% 酒精。

(6) pH 7.0 磷酸缓冲液(20mmol/L 磷酸二氢钠:20mmol/L 磷酸氢二钠 = 31ml:69ml)

【实验步骤】

1. 凝胶溶胀　取 3g 葡聚糖凝胶(Sephadex G-25)干粉,浸泡于蒸馏水中充分溶胀(室温 6h),或者于沸水浴中煮沸 1h 后冷却。充分溶胀后的凝胶以倾斜法除去表面悬浮的小颗粒,如此反复洗涤 2~3 次,最后加入等体积 pH 7.0 磷酸缓冲液备用。

2. 装柱　取直径 1cm,长 15cm 的玻璃层析柱,垂直固定在铁架台上,将层析柱下端的止水螺丝旋紧,向柱中加入约 5~7cm 高的磷酸缓冲液,调节流速 1 滴/10s;待柱中剩下约 0.5cm 磷酸缓冲液时,关掉恒流泵,把溶胀好的糊状凝胶一次性倒入柱中,自然沉降 20min,在此过程中可以看到凝胶均匀地沉降到柱的底部并不断地上升。20min 后,用镊子小心地将圆片滤纸放置在胶面上,用滴管补加缓冲液(注意随时添加缓冲液,防止柱床干裂)。同时开启恒流泵,控制一定的流速,使柱中的凝胶一直处在溶液中。若分次装入凝胶,需用玻璃棒轻轻搅动柱床上层凝胶,以免出现界面分层。装柱长度至少 10cm。

3. 平衡　用磷酸缓冲液冲洗洗脱,平衡 20min。操作过程中严防出现气泡和分层,如床面不平,可用玻璃棒轻轻搅动表面,让凝胶重新自然沉降。整个过程中勿使液面低于床面,以免气体进入,使柱床干裂。

4. 样品制备　取 DNP-鱼精蛋白溶液 3 滴和 Hb 溶液 1 滴混合,即为上柱样品。

5. 上样　待柱床面以下的蒸馏水流出,且刚好与床面相切时(切不可使床面完全暴露于空气中),关闭下口。用滴管取血红蛋白及鱼精蛋白混合液,十分小心地缓缓地沿血壁加入(注意切勿破坏柱床面),打开柱底部出口,使样品进入床内,至

床面重新露出时,先加入少量的蒸馏水,冲洗床面 1~2 次,然后再加入足量蒸馏水。

6. 洗脱　用试管收集洗脱液体。调节流速使液体均匀流出(约 1ml/min),同时记录如下数据:起始、红始、红终、黄始、黄终、终止(1.5 倍柱体积)。观察血红蛋白与鱼精蛋白的洗脱次序并记录实验现象(注意洗脱过程中随时添加蒸馏水,以免干柱)。

待所有色带流出层析柱后,继续加入蒸馏水并加快流速,清洗层析柱至凝胶洁净呈白色为止。

7. 凝胶回收　将清洗干净的 sephadex G-50 凝胶回收至回收容器中。

8. 结果处理　观察记录实验现象并加以分析。

【数据记录与处理】

实验结果记录于表 34-1。

表 34-1　血红蛋白与鱼精蛋白的洗脱实验结果记录表

现象	起始	红始	红终	黄始	黄终	终止
烧杯编号						
时间/min						
成分						

【注意事项】

1. 根据层析柱的容积和所选用的凝胶溶胀后柱床容积,计算所需凝胶干粉的重量,用洗脱缓冲液使其充分溶胀。

2. 层析柱粗细必须均匀,柱管大小可根据试剂需要选择。一般来说,细长的柱分离效果较好。若样品量多,最好选用内径较粗的柱,但此时分离效果稍差。柱管内径太小时,会发生"管壁效应",即柱管中心部分的组分移动慢,而管壁周围的移动快。柱越长,分离效果越好,但柱过长,实验时间长,样品稀释度大,分离效果反而不好。

3. 各接头不漏气,连接用的小乳胶管不能有破损,否则造成漏气、漏液。

4. 装柱要均匀,不能过松也不能过紧,最好也在要求的操作压下装柱,流速不宜过快,避免因此而压紧凝胶。但也不能过慢,使柱装得太松,导致层析过程中凝胶床高度下降。

5. 始终保持柱内液面高于凝胶表面,否则水分挥发,凝胶变干。

【思考题】

1. 凝胶过滤法除了可以进行不同分子量蛋白质的分离,还可以进行未知蛋白质分子量的测定,简述后者的实验原理。

2. 影响凝胶过滤层析实验结果的因素有哪些?

(许 飞 胡志坚)

实验 35 谷胱甘肽硫转移酶亲和层析分离纯化目标蛋白

【实验目的】

1. 掌握 GST 亲和层析纯化目的蛋白的原理和方法。

2. 掌握 SDS-PAGE 检测目的蛋白原理和方法。

【实验原理】

亲和层析是应用生物高分子与配基可逆结合的原理,将配基通过共价键牢固结合于载体上而制得的层析系统。这种可逆结合的作用主要是靠生物高分子对它的配基的空间结构的识别。常用的生物亲和关系有酶-底物、底物类似物、抑制剂、激活剂、辅因子;抗体-抗原;激素-受体蛋白、载体蛋白;外源凝集素-多糖、糖蛋白、细胞表面受体;核酸-互补核苷酸序列、组蛋白、核酸结合蛋白等。亲和层析在凝胶过滤色谱柱上连接与待分离的物质有一定结合能力的分子,并且它们的结合是可逆的,在改变流动相条件时两者还能相互分离,见图 35-1。亲和层析可以用来从混合物中纯化或浓缩某一分子,也可以用来去除或减少混合物中某一分子的含量。

用重组技术将目标蛋白与谷胱甘肽硫转移酶(glutathione stransferase,GST)融合,融合蛋白通过 GST 与固相化在载体上的谷胱甘肽(glutathione,GTH)亲和结合。因此,带有 GST 的标签蛋白与琼脂糖介质上交联的谷胱甘肽配体互补性结合,这种可逆性的结合在温和、非变性的条件下通过加入还原型谷胱甘肽洗脱下来,杂质通过结合缓冲液被洗脱去除,从而分离目的蛋白,这称为 GST 亲和柱层析(GST affinity column chromatography)。如果需要将 GST 标签从目的蛋白上除去,则可将

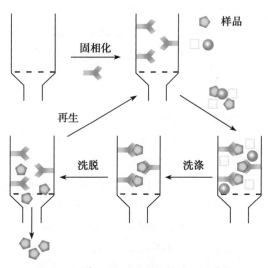

图 35-1 亲和层析分离目的分子示意图

蛋白酶结合到柱子上,在标签蛋白与谷胱甘肽结合时使用蛋白酶位点特异性切割,也可在洗脱之后再酶切。另外,蛋白质的性质、载体的选择、宿主菌、表达和纯化的条件不同都能使最终标签蛋白的产量有很大的差别。

目的基因的表达在选择合适的表达载体时,应该注意载体的克隆位点、蛋白酶切位点、标签的位置、编码框等多种因素。

1. 载体的选择

pGEX 载体可用于构建可诱导、高水平表达目的基因片段,带有 GST 标签蛋白通过特定的目的基因或者基因片段插到 pGEX 的多克隆位点,在 pGEX 载体上带有 laclp 基因,该基因表达产物作为抑制剂结合在 tac 启动子的操纵子区,而在乳糖类似物 IPTG 的诱导下,目的基因能够在 tac 启动子的调控下表达目的蛋白。

2. 宿主菌的选择

在选择宿主菌时,大部分大肠埃希菌都能够克隆和表达 pGEX 载体,如果要获得全长的标签蛋白,一些特殊的工程菌即蛋白酶 Lon、OmpT 等缺失的菌种能够保护目的蛋白不被宿主菌降解,获得全长的标签蛋白,并且产量也可能更高。

大肠埃希菌 BL21 是获得 GST 标签蛋白比较合适的宿主菌种,该菌种缺失 Lon、OmpT 两种蛋白酶,能够较高水平表达蛋白。将目的基因 DNA 片段的编码区插到载体上,插入的 DNA 片段的编码区不能超过 2Kb,插入的末端序列和载体上的末端序列互补结合,目的基因片段在宿主细胞内表达,从多个克隆的宿主菌中筛选出最佳蛋白表达水平及相应生长条件,进行规模化培养。在筛选最佳宿主菌时,应考虑细菌克隆、细菌培养(培养基、含氧量、生长温度、密度、诱导条件等)等因素。

【实验器材】

1. GST 亲和层析介质(GST agarose)

(1) PBS(pH 7.4):NaCl(58.5)40g,KCl(74.5)1.0g,KH$_2$PO$_4$(136.09)1.2g,Na$_2$HPO$_4$·12H$_2$O(358.14)18.1g,加蒸馏水定容到 5 000ml。

(2) 50mmol/L Tris-HCl(pH 8.0):Tris(121.14)6.055g,溶于900ml 蒸馏水,用 HCl 调 pH 到 8.0,用蒸馏水定容至 1 000ml。

2. 洗脱液　还原型谷胱甘肽(307.32)0.15366g,溶于50ml 50mmol/L Tris-HCl(pH 8.0)中。

3. 30%(W/V)凝胶液　丙烯酰胺(Acr)29.0g,亚甲基双丙烯酰胺(Bis)1.0g,加水到100ml。

4. 分离胶缓冲液(pH 8.8,1.0mol/L Tris-HCl)　氨丁三醇(Tris)12.1g,加 80ml 蒸馏水,用 1.0mol/L HCl 调节 pH 到 8.8,用蒸馏水稀释到100ml。

5. 浓缩胶缓冲液(1.0mol/L Tris-HCl,pH 6.8)　Tris 12.1g,加 60ml 蒸馏水,用 1.0mol/L HCl 调节 pH 到 6.8,加蒸馏水到100ml。

6. 10×电极缓冲液(pH 8.3)　Tris 30.3g,Gly 144.2g,SDS 10g,加蒸馏水到 1 000ml(用时稀释 10 倍)。

7. 上样缓冲液　(5×)1.0mol/L Tris-HCl(pH 6.8)40ml,甘油 40ml,巯基酒精 20ml,SDS 8.0g,溴酚蓝 0.005g,体积100ml。

8. 染色液　考马斯亮蓝 R-250 1.0g,250ml甲醇(酒精),80ml 冰醋酸,670ml 蒸馏水。

9. 脱色液　50ml 甲醇,75ml 冰醋酸,875ml蒸馏水。

【实验步骤】

(一) 制取细胞的裂解物

1. 每 100ml 培养物的细胞沉淀悬于 4ml PBS缓冲液。

2. 加入溶菌酶至最终浓度 1mg/ml,冰上或冷藏放置 30min。

3. 用针筒将 10ml 0.2% TritonX-100 强行注入细胞裂解物中,剧烈振动数次混匀。

4. 加入 DNase 和 RNase 至终浓度 5μg/ml,4℃振动并温育 10min。

5. 4℃ 3 000g(5 000rpm)离心 30min。

6. 上清液转移到一支新试管,加入 DTT 至终浓度为 1mmol/L。

(二) 纯化 GST 融合蛋白

1. 细胞裂解物与 50%谷胱甘肽-琼脂糖树脂匀浆混合,每 100ml 细胞培养物加 2ml 树脂,于室温下轻摇 30min。

2. 混合物于 4℃以 500g(2 100rpm)离心 5min,小心去掉上清液并留样少许进行 SDS-PAGE。

3. 沉淀中加入 10 倍标准体积的 PBS,颠倒离心管数次混匀,洗去未与树脂结合的蛋白。

4. 4℃以 500g(2 100rpm)离心 5min,小心去掉上清液并留样少许进行 SDS-PAGE。

5. 重复步骤 3 和 4 两次。

6. 结合的 GST 融合蛋白可用谷胱甘肽洗脱缓冲液洗脱,也可用凝血酶、肠激酶或 Xa 因子切割,释放靶蛋白。

(三) 用谷胱甘肽洗脱融合蛋白

1. 沉淀中加入 1 倍柱床体积的谷胱甘肽洗脱缓冲液,室温轻轻搅动 10min,洗脱树脂上结合的蛋白。

2. 4℃以 500g(2 100rpm)离心 5min,上清液移至新管中。

3. 重复步骤 1 和 2 两次,合并 3 次的上清液。

(四) 蛋白酶解从结合的 GST 融合蛋白上回收靶细胞

1. 在结合了融合蛋白的树脂中加入凝血酶、肠激酶或 Xa 因子。每毫升树脂加入 50 单位 1ml PBS 的蛋白酶,颠倒离心管数次混匀,室温下振荡

2~16h,用小规模实验确定精确时间。

2. 4℃以 500g(2 100rpm)离心 5min,上清液小心移至新管中。

3. 10% SDS-PAGE 分析每一步(细胞抽提,洗涤和洗脱)样品的蛋白质组成。

(1) 洗净玻璃板,吹干,安装制胶器。

(2) 制作 10%分离胶。按表 35-1 顺序加试剂,混匀,加入玻璃板间,加液高度与电泳槽中的横杠上沿等高。

表 35-1　10%分离胶(10ml)配制

双蒸水	pH 8.8, 1.0mol/L Tris-HCl	30% (W/V) 凝胶液	10% SDS	TEMED	10% AP
4.0ml	2.5ml	3.3ml	100μl	10μl	100μl

(3) 用 1ml 蒸馏水封住液面,室温 30min,分离胶与水之间出现分界线,倒掉水层,用滤纸吸干残余的水。

(4) 配制 5%浓缩胶,按表 35-2 顺序加试剂,混匀,加入玻璃板间,插入梳子,静置 30min。

表 35-2　5%浓缩胶(5ml)配制

双蒸水	pH 8.8, 1.0mol/L Tris-HCl	30% (W/V) 凝胶液	10% SDS	TEMED	10% AP
3.4ml	0.63ml	0.83ml	50μl	5μl	50μl

(5) 将胶板放入电泳槽,加入 1×Tris-Gly 电泳缓冲液,轻轻拔掉梳子。

(6) 点样:每个样点 30μl,Marker 点 15μl。

(7) 电泳:100V,约 20min,样品进入分离胶后,将电压调到 130V,继续电泳。溴酚蓝接近胶底部时,停止电泳。

(8) 拆开玻璃板,切除浓缩胶,将分离胶放入塑料盒内,加入染色液,振荡 30min。

(9) 回收染色液,加水清洗,用微波炉高火煮 4~5min,重复 2~3 次。

(10) 观察胶中的蛋白质条带。

(五) 介质的再生、清洗、保存

1. 除去阴离子交换作用吸附的蛋白,用 2~3 倍柱床体积的 2M NaCl 溶液淋洗柱子,再反向淋洗。

2. 除去蛋白沉淀、疏水性蛋白,用 1mol/L NaOH 以 100cm/h 的速度淋洗柱子 1~2h,再反向淋洗。

3. 所有操作中,都要用至少 3 倍柱床体积的初始缓冲液洗柱子。

4. 除去强的疏水性蛋白和脂质等,用 4 倍柱床体积的 70%的酒精或者 30%的异丙醇洗柱子,再反向淋洗。

5. 层析介质保存:4~8℃条件下,介质可长期保存于 20%酒精中。

【数据记录与处理】

如图 35-2,SDS-PAGE 结果所示,样品 1 为细胞裂解液;样品 2 为亲和层析洗涤液;样品 3 为洗脱液,洗脱液中含有目的蛋白 GST-hippocalcin 重组蛋白。

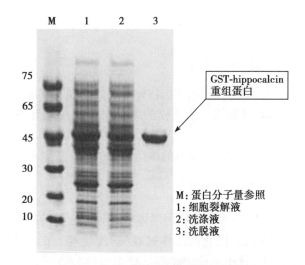

图 35-2　GST 亲和层析电泳结果示意图
注:hippocalin 为神经细胞特异性钙结合蛋白

【注意事项】

1. GST 融合蛋白与还原型谷胱甘肽的结合比较缓慢,为了获得最大的结合量,很重要的一点就是保证足够作用时间,而流速是影响 GST 融合蛋白与色谱填料结合的关键因素之一,所以必须在上样时维持较低的流速。

2. 对不同的 GST 融合蛋白,洗脱体积和洗脱时间会有所不同,可能会需要更高浓度的还原型谷胱甘肽。如果需要的话,需要对流穿液、洗脱液进行 SDS-PAGE 以及 Western 杂交分析。

3. GST 融合蛋白的浓度也可以通过标准色谱法来确定。如果用 Lowry 或者 BCA 分析,样品需要先利用 HiTrap 脱盐柱进行缓冲液交换处理或者是透析处理,以除去其中的还原型谷胱甘肽,因为还原型谷胱甘肽的存在会干扰测定。

4. GST 琼脂糖凝胶能否重复利用要根据样品来定,而且只能用来处理同一种样品,以防止交叉污染。

【思考题】

1. 影响 GST 亲和层析实验结果的因素有哪些？
2. 除了 GST 亲和层析以外,还有哪些常用的蛋白亲和层析方法。
3. 请拍照记录 SDS-PAGE 胶上不同样品的蛋白条带,并分析有何差异,为什么?

（许　飞　胡志坚）

实验 36　气相色谱分析与酒精测定

【实验目的】

1. 掌握气相色谱法内标定量的原理和方法。
2. 熟悉气相色谱仪的维护保养及使用注意事项。
3. 熟悉酒精检测的规范化方法。

【实验原理】

气相色谱法是利用气体作流动相的色层分离分析方法。汽化的试样被载气(流动相)带入色谱柱中,柱中的固定相与试样中各组分分子作用力不同,各组分从色谱柱中流出时间不同,组分彼此分离。采用适当的鉴别和记录系统,制作标出各组分流出色谱柱的时间和浓度的色谱图。根据图中标明的出峰时间和顺序,可对化合物进行定性分析;根据峰的高低和面积大小,可对化合物进行定量分析。具有效能高、灵敏度高、选择性强、分析速度快、应用广泛、操作简便等特点。适用于易挥发有机化合物的定性、定量分析。对非挥发性的液体和固体物质,可通过高温裂解,气化后进行分析。

血液中含有蛋白质和胶状物质,比较黏稠,不宜采用直接气相色谱法测定。顶空气相色谱法的原理是利用酒精的易挥发性,以叔丁醇为内标,用顶空气相色谱火焰离子化检测器进行检测,经与平行操作的酒精对照品比较,以保留时间或相对保留时间定性,用内标法进行定量。

【实验器材】

1. 设备与耗材
（1）气相色谱仪:配有氢火焰离子化检测器(FID)。
（2）顶空自动进样器。
（3）分析天平,分度值 0.1mg。
（4）精密移液器。
（5）样品瓶。
（6）硅橡胶垫。
（7）铝帽。
（8）密封钳。

2. 试剂　本实验所用试剂除另有说明外均为色谱纯,试验用水为二级水(见 GB/T 6682-2008 规定)。
（1）酒精。
（2）叔丁醇。
（3）酒精标准工作溶液:精密吸取或称取无水酒精标准品适量,用水配成 1 000mg/100ml 酒精液,密封,冷藏保存,使用期 6 个月。将酒精储备液按倍数用水稀释制成试验中所用系列浓度的酒精标准工作溶液,使用期 3 个月。
（4）叔丁醇内标工作溶液:精密吸取或称取叔丁醇标准品适量,用水配成 4mg/100ml 叔丁醇内标工作溶液,密封,冷藏保存,使用期 3 个月。

【实验步骤】

(一) 定性分析

1. 样品制备
（1）待测样品制备:取 0.10ml 待测全血及 0.50ml 叔丁醇内标工作溶液加入样品瓶内,盖上硅橡胶垫,用密封钳加封铝帽,混匀,待测。
（2）空白样品和添加样品制备:取 1mg/100ml 酒精标准工作溶液 0.10ml 及叔丁醇内标工作溶液 0.50ml 加入样品瓶内作为检测限添加

样品,另取空白全血 0.10ml 及叔丁醇内标工作溶液 0.50ml 加入样品瓶内作为空白样品。按待测样品制备方法操作,与待测样品进行平行对照分析。

2. 检测

（1）气相色谱检测参考条件：见表 36-1,可根据不同品牌仪器和不同样品等实际情况进行调整。

（2）顶空进样分析参考条件和顶空自动进样器参考条件见表 36-2。

表 36-1 气相色谱检测参考条件

参考条件	色谱柱	柱温/℃	载气	载气流速/（ml/min）	检测器温度/℃	进样口温度/℃
1	DB-ALC1（30m×0.32mm×1.8μm）毛细管柱或等效色谱柱	40	高纯氮气	3	200	200
2	DB-ALC1（30m×0.32mm×1.2μm）毛细管柱或等效色谱柱	40		3		
3	PLOT-Q（30m×0.53mm×20μm）毛细管柱或等效色谱柱	130		4		
4	5%Carbowax 20M/Carbopack（80～120目）2m×2mm 填充柱或等效色谱柱	70		20～40		

表 36-2 顶空进样分析参考条件和顶空自动进样器参考条件

项目	参数值	项目	参数值
加热箱温度/℃	65	样品瓶加压时间/min	0.10
定量环温度/℃	105	定量环充满时间/min	0.10
传输线温度/℃	110	定量环平衡时间/min	0.05
样品瓶加热平衡时间/min	10.00	进样时间/min	1.00

（3）进样：将已制备的样品置于顶空自动进样器样品架上,编制进样方法并运行。

3. 记录与计算

分别记录各样品中叔丁醇、酒精标准品和可疑酒精峰的保留时间,计算各样品中酒精相对于叔丁醇的相对保留时间值。

（二）定量分析

1. 样品制备 取 0.10ml 待测全血两份,分别添加 0.50ml 叔丁醇内标工作溶液,样品制备方法同定性分析待测样品制备。

2. 校准曲线制备

（1）配制系列浓度的酒精标准工作溶液：取系列浓度的各标准工作溶液 0.10ml 及叔丁醇内标工作溶液 0.50ml,分别加入样品瓶内,样品制备方法同定性分析待测样品制备。

（2）制备校准曲线的酒精标准工作溶液系列浓度应不少于六个阶梯浓度,且待测样品酒精的浓度应在校准曲线的线性范围内。

3. 检测与记录 按定性分析方法操作,记录

待测样品和系列浓度的标准工作溶液样品中酒精和叔丁醇的峰面积值。

4. 计算

（1）校准曲线：用系列浓度的标准工作溶液样品中的酒精与叔丁醇峰面积之比对酒精质量浓度进行线性回归,得线性方程。

（2）定量：根据待测样品中酒精及内标叔丁醇峰面积值,按照公式 36-1 计算待测样品中的酒精含量。

$$X = \frac{Y-a}{b} \qquad （公式 36-1）$$

式中：X-待测样品中的酒精含量,单位为毫克每 100ml（mg/100ml）

Y-待测样品中酒精及内标叔丁醇的峰面积比

a-线性方程的截距

b-线性方程的斜率

（3）计算相对标准差：平行操作两份待测样品酒精含量的相对相差按公式 36-2 计算。

$$RD(\%)=\frac{|X_1-X_2|}{\overline{X}}\times100\% \qquad (公式 36-2)$$

式中:RD-相对相差

X_1、X_2-两份待测样品平行测定的酒精含量数值

$\overline{X}$-两份待测样品平行测定的酒精含量的平均值

（三）结果评价

1. 定性结果评价

（1）阳性结果:空白样品中未出现酒精的色谱峰为正常,添加样品中同时出现酒精和叔丁醇的色谱峰为正常。空白和添加样品正常,待测样品中色谱峰的相对保留时间（或保留时间）与添加样品中酒精的相对保留时间（或保留时间）比较,相对误差在±2%内,经选择不同的色谱条件检测,结果一致时,则认定待测样品中含有酒精。

（2）阴性结果:空白和添加样品正常,待测样品的叔丁醇色谱峰正常,而无酒精的色谱峰时,则认定检验结果为阴性;若空白和/或添加样品结果异常,说明操作有误,结果无效,应重新检验。

（3）检出限:本方法测定血液中酒精的检出限为 mg/100ml。

2. 定量结果评价

（1）校准曲线:酒精含量校准曲线的线性相关系数 r 不小于 0.999,校准曲线有效。

（2）定量结果:平行测定的两份待测样品测定结果的相对相差不超过 10%（有凝血块的血样不得超过 15%）时,定量结果有效,定量结果按两份待测样品测定结果的平均值计算,否则需要重新进行测定。

（3）定量限:本方法测定血液中酒精的定量限为 5mg/100ml,待测样品定性分析结果为阳性,定量分析酒精含量小于 5mg/100ml 时,检测结果为血中检出酒精,其含量小于 5mg/100ml。

【数据记录与处理】

实验数据记录于表 36-3。

表 36-3　酒精测定检测结果记录表

定性检测			
样品	叔丁醇保留时间	酒精峰的保留时间	定性结果判断
检测限添加样品			—
空白样品			
待测样品			
定量检测			

	酒精浓度	酒精峰面积值	叔丁醇峰面积值	峰面积值比	线性方程
酒精标准工作溶液					
待测样品（1）					$X_1=$ mg/100ml
待测样品（2）					$X_2=$ mg/100ml

测定结果:$\overline{X}=$　　　　mg/100ml,RD(%)=　　　　（要求≤10%）

【注意事项】

1. 实验中应注意的问题

（1）严格按说明书要求,进行规范操作。

（2）检查仪器,确保接地良好。

（3）如果是新填充的色谱柱要充分老化后才可使用。

（4）使用前进行试漏检查（包括进样垫）,确保整个流路系统不漏气。

（5）确保载气,氢气、空气的流量和比例适当匹配。

（6）做完试验,用适量的溶剂（如丙酮）等冲

洗一下柱子和检测器。

2. 血液酒精含量测定是判断酒驾的客观依据,顶空气相色谱法是酒精含量分析的参考标准方法,现行使用标准为《中华人民共和国公共安全行业标准血液酒精含量的检测方法 GA/T842-2019》。

3. 血液中酒精超过 20mg/100ml 为酒驾,超过 80mg/100ml 为醉驾。

【思考题】

1. 简述气相色谱法及内标定量法的原理。
2. 简述酒精检测结果的评价。

(张炳峰　胡志坚)

实验 37　高效液相色谱法分析实验

【实验目的】

1. 掌握高效液相色谱法测定的原理及操作。
2. 熟悉高效液相色谱法仪的维护及注意事项。

【实验原理】

高效液相色谱法(HPLC),采用高压输液系统,将具有不同极性的单一溶剂或不同比例的混合溶剂、缓冲液等流动相泵入装有固定相的色谱柱,在柱内各成分被分离后,进入检测器进行检测,从而实现对试样的分析。GHb 和 HbA_{1c} 定量检测方法以糖基化与非糖基化组分电荷差异为基础,以 Bio-Rex70 离子交换树脂为固定相,以磷酸盐缓冲液为流动相的高效液相色谱法。

【实验器材】

1. 设备与耗材　仪器:HPLC 仪(Water 公司生产),Waters2487 检测器,双泵(515pump),紫外可见分光光度计(日本岛津 UV2550),高速离心机(eppendorf 5417-R),Bio-R70 离子交换树脂(200~400 目,Na 型),糖化血红蛋白校准品和质控品(BioRad 公司)。

2. 试剂　生理盐水;洗脱液 A 液:40mmol/L PBS(pH 6.6);洗脱液 B 液:300mmol/L NaCl(pH 6.4 20mmol/L PBS 配制)。

3. 样本　EDTA-K_2 抗凝全血。

【实验步骤】

1. 临床标本采集　取两日内 2~8℃保存的血液样本(EDTA-K_2 抗凝)。

2. 溶血液的制备　抗凝全血室温 1 000×g 离心 10min 去血浆,压积红细胞加入约 5 倍体积生理盐水洗涤 2 次,再加入约 5 倍体积生理盐水于 37℃孵育 4h,1 000g 离心 10min 去上清液,压积红细胞加 4 倍体积的 20mmol/L EDTA-Na_2(pH 7.0),剧烈振荡 5min 后离心(3 000×g,5min,4℃),吸取上层血红蛋白液测定。

3. HPLC 法分离 GHb 的实验条件　洗脱液试剂 A 液:40mmol/L PBS(pH 6.6);B 液:300mmol/L NaCl(pH 6.4 20mmol/L PBS 配制)。用 0.45μm 滤膜超滤,加盖保存备用。

4. 梯度分析条件设置　新 HPLC 柱在检测标本前,使用 A 液平衡 1h,流速 1ml/min。测定梯度:0~8min 为 100%A 液;8~18min 为 70%A+30%B;18~35min 为 100%B。检测时温度 22~25℃。

5. 质控　按要求溶解校准品,依照上述条件检测标准品,在 415nm 扫描,得到峰面积,检测三次,取平均值,并得到浓度和峰面积关系方程;检测质控品同样检测三次,取平均值,看是否在控。

6. 检测　质控品在控的条件下,检测上述步骤 2 处理的临床样本。

【数据记录与处理】

1. 根据标准品的峰面积和浓度值,由公式

37-1 计算因子 a 值。

$$Y = aX \qquad \text{（公式 37-1）}$$

式中：Y-标准品浓度；X-标准品峰面积。

2. 记录待测样品的峰面积，根据公式 37-1 计算出样本糖化血红蛋白浓度，数据记录于表 37-1。

表 37-1　糖化血红蛋白检测实验结果记录表

校准品峰面积	待测样品的峰面积
校准品浓度	待测样品 HbA$_{1c}$ 浓度
a 值	

【注意事项】

1. 流动相应选用色谱纯试剂。

2. 泵在使用过程中不能把气泡泵入仪器。

3. 仪器在长期不使用时应把泵、流动相过滤器及管路保存在有机相溶剂条件下。

4. 在进样前和进样后都需用洗针液洗净进样针，洗针液一般选择与样品液一致的溶剂，进样前必须用样品液清洗进样针筒 3 次以上，并排除针筒中的气泡。

5. 色谱柱在不使用时，应用有机相冲洗，取下后紧密封闭两端保存。

【思考题】

1. 糖化血红蛋白分析按机制可分为哪几类？

2. 高效液相色谱法最常用的固定相是什么？

3. 简述离子交换色谱的原理。

（张炳峰　胡志坚）

实验 38　气相色谱-质谱法联用仪定性分析液体混合物

【实验目的】

1. 掌握气相色谱-质谱仪器的使用方法。

2. 了解气相色谱-质谱法的基本构造和基本原理。

【实验原理】

气相色谱法（gas chromatography，GC）是一种应用非常广泛的分离手段，它是以惰性气体作为流动相的柱色谱法，其分离原理是基于样品中的组分在两相间分配上的差异。气相色谱法虽然可以将复杂混合物中的各个组分分离开，但其定性能力较差，通常只是利用组分的保留特性来定性，这在欲定性的组分完全未知或无法获得组分的标准样品时，对组分定性分析就十分困难了。随着质谱法（mass spectrometry，MS）、红外光谱及磁共振等定性分析手段的发展，目前主要采用在线的联用技术，即将色谱法与其他定性或结构分析手段直接联机，来解决色谱定性困难的问题。气相色谱-质谱法联用（GC-MS）是最早实现商品化的色谱联用仪器。目前，小型台式 GC-MS 已成为很多实验室的常规配置。

1. 质谱仪的基本结构和功能

质谱仪系统一般由真空系统、进样系统、离子源、质量分析器、检测器和计算机控制与数据处理系统（工作站）等部分组成。

质谱仪的离子源、质量分析器和检测器必须在高真空状态下工作，以减少本底的干扰，避免发生不必要的分子-离子反应。质谱仪的高真空系统一般由机械泵和扩散泵或涡轮分子泵串联组成。机械泵作为前级泵将真空抽到（$10^{-2} \sim 10^{-1}$）Pa，然后由扩散泵或涡轮分子泵将真空度降至质谱仪工作需要的真空度（$10^{-5} \sim 10^{-4}$）Pa。虽然涡轮分子泵可在十几分钟内将真空度降至工作范围,但一般仍然需要继续平衡 2h 左右,充分排除真空体系内存在的诸如水分、空气等杂质以保证仪器工作正常。

气相色谱-质谱法联用仪的进样系统由接口和气相色谱组成。接口的作用是使经气相色谱分离出的各组分依次进入质谱仪的离子源。接口一般应满足如下要求:①不破坏离子源的高真空,也不影响色谱分离的柱效;②使色谱分离后的组分尽可能多的进入离子源,流动相尽可能少进入离子源;③不改变色谱分离后各组分的组成和结构。

离子源的作用是将被分析的样品分子电离成带电的离子,并使这些离子在离子光学系统的作用下,汇聚成有一定几何形状和一定能量的离子束,然后进入质量分析器被分离。其性能直接影响质谱仪的灵敏度和分辨率。离子源的选择主要依据被分析物的热稳定性和电离的难易程度,以期得到分子离子峰。电子轰击电离源(EI)是气相色谱-质谱法联用仪中最为常见的电离源,它要求被分析物能气化且气化时不分解。

质量分析器是质谱仪的核心,它将离子源产生的离子按质荷比(m/z)的不同,在空间位置、时间的先后或轨道的稳定与否进行分离,以得到按质荷比大小顺序排列的质谱法图。以四极质量分析器(四极杆滤质器)为质量分析器的质谱仪称为四极杆质谱法。它具有重量轻、体积小、造价低的特点,是目前台式气相色谱-质谱法联用仪中最常用的质量分析器。

检测器的作用是将来自质量分析器的离子束进行放大并进行检测,电子倍增检测器是色谱-质谱法联用仪中最常用的检测器。

计算机控制与数据处理系统(工作站)的功能是快速准确地采集和处理数据;监控质谱及色谱各单元的工作状态;对化合物进行自动的定性定量分析;按用户要求自动生成分析报告。

标准质谱法图是在标准电离条件——质谱法图是电子束轰击已知纯有机化合物得到的质谱法图。在气相色谱-质谱法联用仪中,进行组分定性的常用方法是标准谱库检索。即利用计算机将待分析组分(纯化合物)的质谱法图与计算机内保存的已知化合物的标准质谱法图按一定程序进行

比较,将匹配度(相似度)最高的若干个化合物的名称、分子量、分子式、识别代号及匹配率等数据列出供用户参考。值得注意的是,匹配率最高的并不一定是最终确定的分析结果。

目前比较常用的通用质谱法谱库包括美国国家科学技术研究所的 NIST 库、NIST/EPA(美国环保局)/NIH(美国卫生研究院)库和 Wiley 库,这些谱库收录的标准质谱法图均在 10 万张以上。

2. 质谱仪的调谐

为了得到好的质谱法数据,在进行样品分析前应对质谱仪的参数进行优化,这个过程就是质谱仪的调谐。调谐中将:①设定离子源部件的电压;②设定 amu gain 和 amu off 值以得到正确的峰宽;③设定电子倍增器(EM)电压保证适当的峰强度;④设定质量轴保证正确的质量分配。

调谐包括自动调谐和手动调谐两类方式,自动调谐中包括自动调谐、标准谱图调谐、快速调谐等方式。如果分析结果将进行谱库检索,一般先进行自动调谐,然后进行标准谱图调谐以保证谱库检索的可靠性。

【实验器材】

1. 仪器与耗材　AGILENT 7890 气相色谱,AGILENT 5975 质谱法,He 气源(99.999%),毛细管色谱柱[HP-5MS(30m×0.32mm×0.25μm)、10.0μl 进样器],0.45μm 的有机相微孔膜过滤器;容量瓶。

2. 试剂　苯、甲苯、二甲苯(分析纯),甲醇(色谱纯)。

【实验步骤】

(一)　开机

1. 打开载气钢瓶控制阀,设置分压阀压力至 0.5MPa。

2. 打开计算机,登录进入 Windows XP 系统,初次开机时使用 5975C 的小键盘 LCP 输入 IP 地址和子网掩码,并使用新地址重起,否则安装并运行 Bootp Service。

3. 依次打开 7890AGC、5975MSD 电源(若MSD 真空腔内已无负压则应在打开 MSD 电源的同时用手向右侧推真空腔的侧板直至侧面板被紧

固地吸牢),等待仪器自检完毕。

4. 桌面双击 GC-MS 图标,进入 MSD 化学工作站。

5. 在图 38-1 仪器控制界面下,单击视图菜单,选择调谐及真空控制进入调谐与真空控制界面,在真空菜单中选择真空状态,观察真空泵运行状态,此仪器真空泵配置为分子涡轮泵,状态显示涡轮泵转速应很快达到 100%,否则,说明系统有漏气,应检查侧板是否压正、放空阀是否拧紧、柱子是否接好。

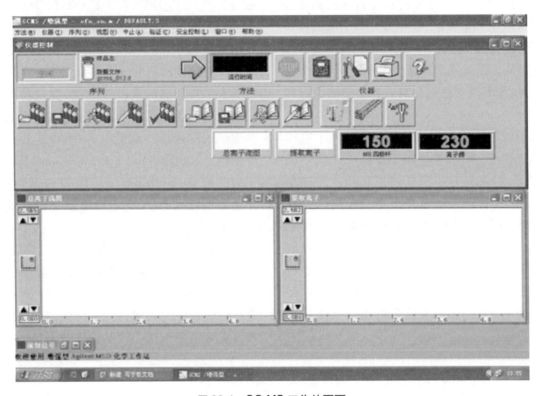

图 38-1　GC-MS 工作站页面

(二) 调谐

调谐应在仪器至少开机 2h 后方可进行,若仪器长时间未开机为得到好的调谐结果将时间延长至 4h。

1. 首先确认打印机已连好并处于联机状态。

2. 在操作系统桌面双击 GC-MS 图标进入工作站系统。

3. 在上图仪器控制界面下,单击视图菜单,选择调谐及真空控制进入调谐与真空控制界面。

4. 单击调谐菜单,选择自动调谐 MSD,进行自动调谐,调谐结果自动打印。

5. 如果要手动保存或另存调谐参数,将调谐文件保存到 atune. u 中。

6. 点击视图然后选择仪器控制返回到仪器控制界面。

注意:自动调谐文件名为 ATUNE. U;标准谱图调谐文件名为 STUNE. U;其余调谐方式有各自的文件名。

(三) 样品测定

1. 方法建立

(1) 7890A 配置编辑:点击仪器菜单,选择编辑 GC 配置进入画面。在连接画面下,输入 GC Name:GC 7890A;可在 Notes 处输入 7890A 的配置,写 7890A GC with 5975C MSD。点击获得 GC 配置按钮获取 7890A 的配置。

(2) 柱模式设定:点击 图标,进入柱模式设定画面,在画面中,点击鼠标右键,选择从 GC 下载方法,再用同样的方法选择从 GC 上传方法;点击 1 处进行柱 1 设定,然后选中 On 左边方框;选择控制模式,流速或压力。

(3) 分流不分流进样口参数设定:

1) 点击 图标,进入进样口设定画面。点击 SSL-后按钮进入毛细柱进样口设定画面。

2) 点击模式右方的下拉式箭头,选择进样方式为不分流方式,分流比为 50∶1,在空白框内输入进样口的温度为 250 空,然后选中左边的所有方框。

3）选择隔垫吹扫流量模式标准,输入隔垫吹扫流量为 1.2ml/min。对于特殊应用亦可选择可切换的,进行关闭。

（4）柱温箱温度参数设定:点击 █ 图标,进入柱温参数设定。选中柱箱温度为开左边的方框;输入柱子的平衡时间为 0.25min。

$$柱温:60℃(2min)\xrightarrow{20℃/min}100℃\xrightarrow{5℃/min}$$
$$120℃(3min)$$

（5）数据采集方法编辑:从方法菜单中选择编辑完整方法项,选中除数据分析外的三项,点击确定。编辑关于该方法的注释,然后点击确定。

2. 编辑扫描方式质谱法参数

（1）点击 ▨ 图标编辑溶剂延迟时间以保护灯丝,调整倍增器电压模式(此仪器选用增益系数),选择要使用的数据采集模式,如全扫描、选择离子扫描等。

（2）编辑 SIM 方式参数点击参数编辑选择离子参数,驻留时间和分辨率参数适用于组里的每一个离子。在驻留列中输入的时间是消耗在选择离子的采样时间。它的缺省值是 100 毫秒。它适用于在一般毛细管 GC 峰中选择 2~3 个离子的情况。如果多于 3 个离子,使用短一点的时间(如 30 或 50 毫秒)。加入所选离子后点击添加新组,编辑完 SIM 参数后关闭。

3. 采集数据

（1）分别用移液器取 1ml 苯、甲苯、二甲苯混合后,用甲醇稀释 1 000 倍后待用。

（2）用移液器取 2ml 稀释液,使用 0.45μm 的有机相微孔膜过滤器后,转移至标准样品瓶中待测。

（3）点击 GC-MS 图标,在方法文件夹中选择所要的方法。

（4）选好方法后,点击 [样品名 数据文件 gcms_012.d ⇨] 图标,依次输入文件名;操作者;样品名等相关信息,完成后按确定键,待仪器准备好后进样后,使用

10μl 进样针准确吸取 1μl 样品溶液(不能有气泡)。将进样针插入进样口底部,快速推出溶液并迅速拔出进样针,然后按下色谱仪操作面板上的"start"按钮,以完成数据的采集。

（5）当工作站询问是否取消溶剂延迟时,回答 NO 或不选择(溶剂延迟 1.5min)。如果回答 YES,则质谱法开始采集,容易损坏灯丝。

4. 数据分析

（1）点击 GC-MS 数据分析图标,点击图 38-2 中文件调入数据文件。

（2）对得到的总离子流色谱图(TIC),在不同保留时间处双击鼠标右键得相应的质谱法图;程序升温从 60℃ 升到 120℃,每分钟升 20℃,设置溶剂延迟为 2.2min,采用全扫描模式(scan)测量得到的总离子流色谱图如图 38-3 所示。

（3）在质谱法图中,双击鼠标右键,得到相应的匹配物质,根据匹配度可对各峰定性;列出所有的物质,并结合其他知识确定各峰所对应的具体物质名称。

（四）关机

在操作系统桌面双击 GC-MS 图标进入工作站系统进入调谐和真空控制界面选择放空,在跳出的画面中点击确定进入放空程序。

本仪器采用的是涡轮泵系统,需要等到涡轮泵转速降至 10% 以下,同时离子源和四极杆温度降至 100℃ 以下,大概 40min 后退出工作站软件,并依次关闭 MSD、GC 电源,最后关掉载气。

【数据记录与处理】

见图 38-4~图 38-8。

【注意事项】

1. 清洗容量瓶、标准样品瓶时不要使用清洁剂。

2. 如果是一天内的第一个样,请先把仪器跑一个空针。

3. 待测样一定要经过微孔过滤膜过滤。

4. 进样时不能有气泡。

5. 进样时要快,不要使进样针在进样口里停留太久。

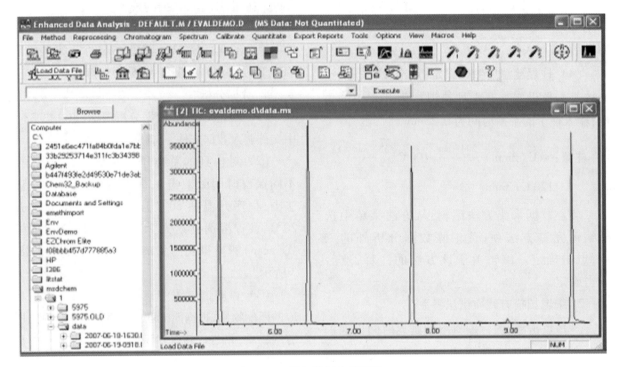

图38-2　调入数据文件图示

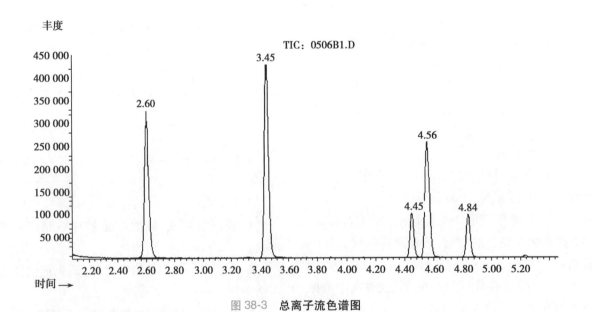

图38-3　总离子流色谱图

丰度

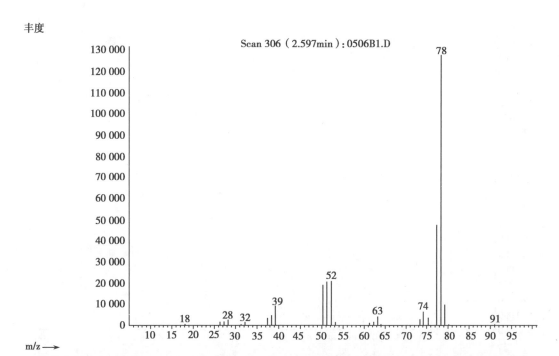

m/z ⟶

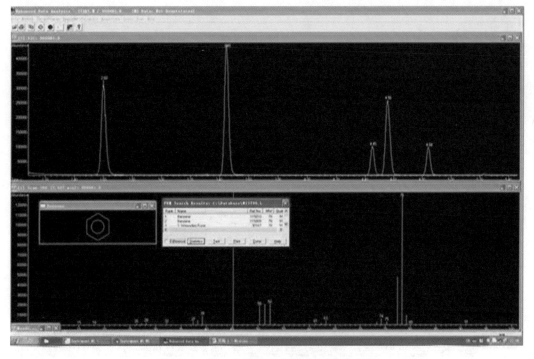

图 38-4　第一个峰对应为苯,匹配度为 91%

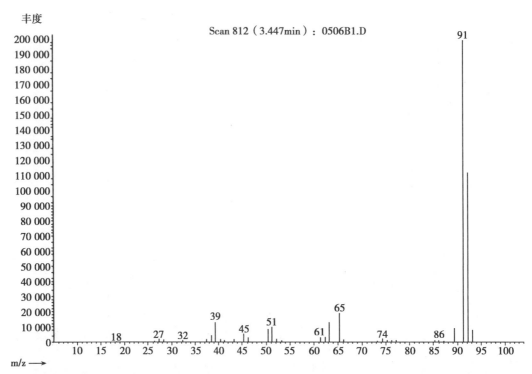

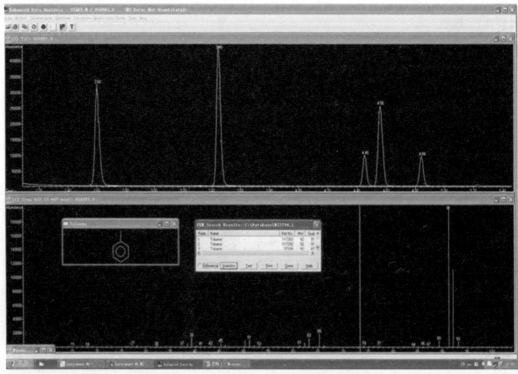

图 38-5　第二个峰对应为甲苯,匹配度为 91%

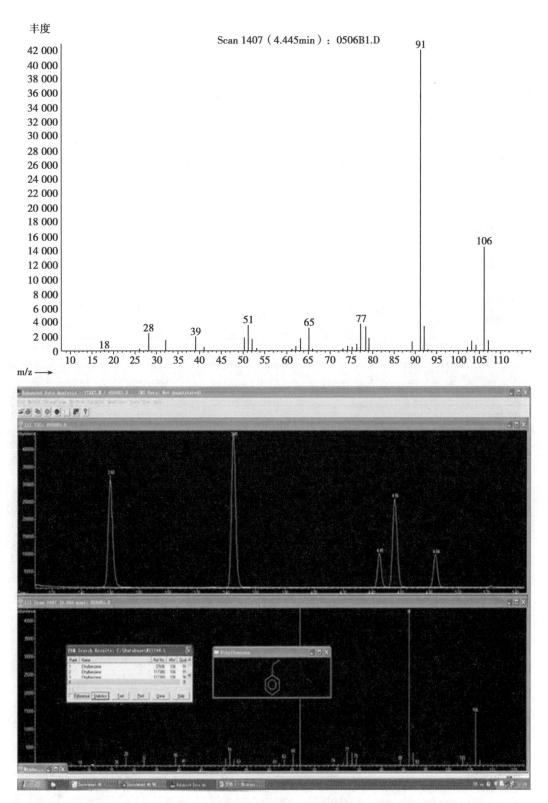

图 38-6　第三个峰对应为乙苯,匹配度为 91%

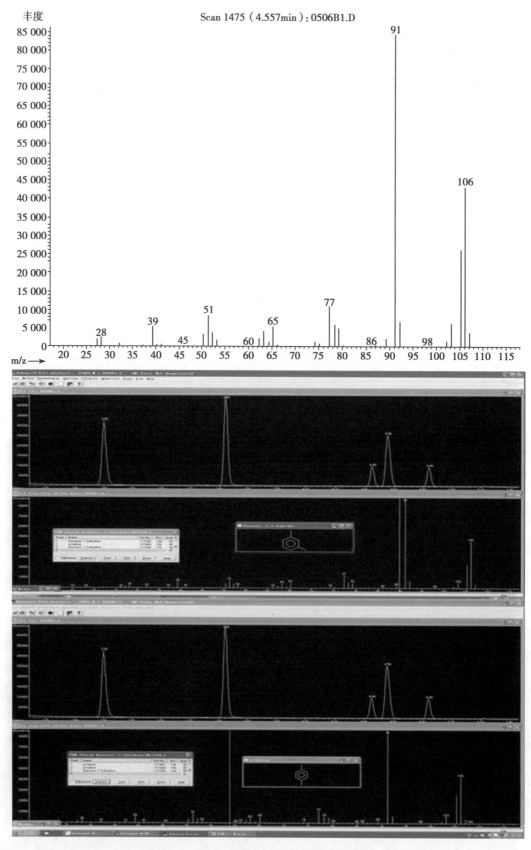

图 38-7　第四个峰对应对二甲苯和间二甲苯

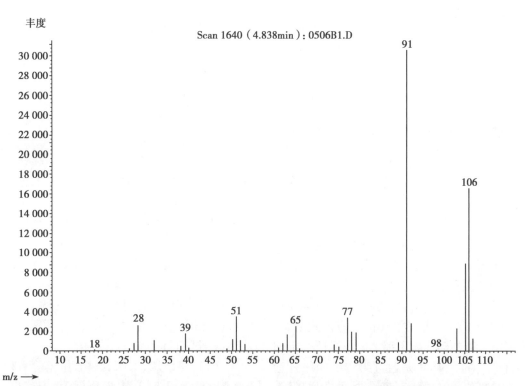

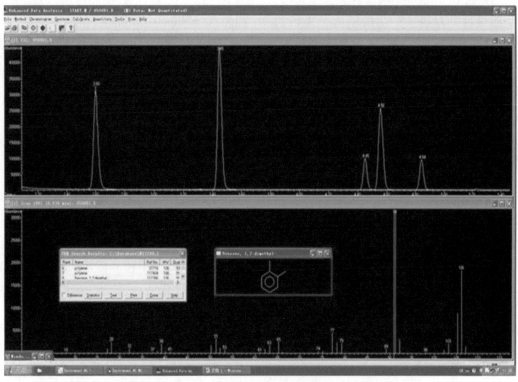

图 38-8　第五个峰对应于邻二甲苯,匹配度为 91%

【思考题】

1. 简述气相色谱-质谱法的基本原理。
2. 简述气相色谱-质谱法分析液体混合物的基本过程。

(申　超　张国军)

实验 39　液相色谱串联质谱法联用仪使用

（液相色谱串联质谱法联用仪检测固醇类激素）

【实验目的】

1. 掌握液相色谱串联质谱仪的使用方法。
2. 了解 LC-MS/MS 的基本构造和基本原理。

【实验原理】

液相色谱串联质谱仪进行定量时多选用四级杆质量分析器。质谱法有多种不同的工作模式，包括单离子检测扫描，选择反应检测扫描和多反应检测扫描等。多反应监测模式（multireaction-monitoring，MRM）是定量常选用的反应模式之一。这种模式下所有的碎片离子都是由我们所选定的母离子所产生的。MRM 是通过第一个四级杆选择目标物的母离子，在第二个四级杆处发生碰撞，在第三个四级杆处对碰撞产生的子离子进行扫描，只有符合特定条件的子离子才能被检测到。

为了消除前处理和测定过程中的随机误差以及基质效应，一般要加入内标来进行校正。内标物可分为两类，一类是结构类似物，一类是同位素内标。结构类似物是与待测分析物的结构非常类似的化合物，在稳定同位素的合成难度较大或者代价过高时常使用，多用于多肽和蛋白的内标。同位素内标有放射性核素（有放射性）和稳定同位素内标，稳定同位素内标与待测分析物具有相同的物理性质和化学结构，在进入质谱仪时和待测物的离子化效率几乎一致，是理想的内标选择。值得注意的是，稳定同位素内标会有天然同位素的影响。通常情况下，分子量不大于 400 的分析物，分析物与内标的质量差异至少为 3；分子量大于 500 的，质量差异应在 4~5。

类固醇激素是一类由胆固醇转化而来的非极性小分子激素。类固醇激素的检测可帮助临床诊断多种内分泌紊乱疾病。类固醇激素种类较多，可分为孕激素、雄激素、雌激素、糖皮质激素和盐皮质激素。由于各类激素的性质稍有差异，不同疾病的检测组合也有不同。

本实验以孕激素中的黄体酮检测为例，使用稳定同位素内标碳标，采用液液萃取的前处理方式，阐述使用液相色谱串联质谱法 MRM 定量技术的分析操作步骤。

【实验器材】

1. 仪器与耗材

（1）液相系统：安捷伦 1200 系列，包括 G1379B 脱气机、G1312A 二元泵、G1329A 标准自动进样器、G1316A 柱温箱。

（2）质谱仪：ABI5000 三重四级杆质谱仪及其配套数据处理软件 Analyst1.6。

（3）色谱柱：Waters symmetry C18 反相色谱柱（3.5μm，2.1mm×150mm）。

（4）其他器材：离心机，水平振荡器，涡旋振荡器，分析天平，氮吹仪，喷枪，安瓿瓶。

2. 试剂与样本

（1）正己烷，乙腈，酒精，甲苯等有机试剂均为 HPLC 级；2-羟丙基-β-环糊精（取代度 = 0.6）；超纯水（Millipore）；醋酸。

（2）标准品：用于配制校准溶液的黄体酮标准品（最好为 JCTLM 列表标物），质量分数为 0.993kg/kg，不确定度为 0.003kg/kg。

（3）同位素内标：黄体酮-$[2,3,4-^{13}C_3]$，也可使用氘标。

（4）质控样本：可选用我国国家一级标准物质 GBW09197-09199 或者在去激素血清中加入一定量的标准溶液配制成高低浓度。

【实验步骤】

1. 标准溶液和内标溶液的配制　标准溶液和内标溶液都可用纯酒精来配制，标准溶液的配制浓度为 5nmol/L，25nmol/L，50nmol/L，75nmol/L，100nmol/L，150nmol/L。内标溶液的浓度为 100nmol/L。

2. 2-羟丙基-β-环糊精的配制　环糊精水溶液的配制浓度为 150mmol/L。天平称取环糊精粉末 4.14g，轻轻倒入 50ml 离心管中，加水至 20ml，颠倒混匀。

3. 样本前处理　内标溶液 100μl 加到 10ml 安瓿瓶中，先用氮气吹干后，再加入 500μl 血清样本。每毫升血清样本中加入 100μl 的 NaOH 溶液（1mol/L）。混匀后室温下平衡 1h。平衡好后，在安瓿瓶中加入 8ml 正己烷，融封安瓿。振荡器上水平振荡 20min，然后 2 000rpm 离心 2min。将上层正己烷吸到 10ml 安瓿瓶中，40℃氮气下挥干。

吹干后的残渣加入 1ml 正己烷,1ml 羟丙基-β-环糊精水溶液,封安瓿。振荡器上水平振荡 20min,2 000rpm 离心 2min。下层水相取到 5ml 安瓿瓶中,再加入 1ml 甲苯,封安瓿。振荡器上水平振荡 20min,2 000rpm 离心 2min。上层甲苯取到 2ml 进样瓶,40℃氮气下吹干。加入 100μl 流动相复溶,吸到内衬管中进样。

4. 液相色谱条件

流动相 A:含 0.01%醋酸水

流动相 B:乙腈

流速:250μl/min

柱温:25℃

使用 Waters Symmetry C18 反相(3.5μm,2.1mm×100mm)色谱柱进行色谱分离,采用等度洗脱模式,洗脱比例为 35%A 和 65%B。分析时间为 8min。

5. 质谱法条件　电喷雾离子源,正离子模式下选择加氢准分子离子峰 m/z 315.4,m/z 318.4 作为黄体酮及其内标的母离子,选取 m/z 315.4→109.2 和 m/z 318.4→112.4 作为定量离子对,m/z 315.4→97.1 和 m/z 318.4→100.1 作为定性离子对。

通过流动注射分析确定各源气参数:去簇电压(declustering potential,DP)、入口电压(entrance potential,EP)、碰撞能量(collision energy,CE)、碰撞室出口电压(collision cellexit potential,cxp)、驻留时间(dwell time)。黄体酮及其内标的 MRM 模式监测离子对及其相关质谱法参数如下表 39-1,驻留时间都为 200ms。下图 39-1 中的 A、B 分别为黄体酮的母离子和子离子质谱法棒状图。

表 39-1　黄体酮及其内标的参考质谱法参数

Q1(m/z)	Q3(m/z)	DP(V)	EP(V)	CE(V)	CXP(V)
315.4	97.1	70	3	34	15
	109.2	70	3	37	15
318.4	100.1	128	5	34	7
	112.4	128	5	36	10

6. 进样　在进样之前,先用流动相进行色谱柱的平衡,一般是平衡 20 个柱体积。在正式测定样本前,可先进行几个预测试,观察色谱峰的响应强度,响应强度在 $3e^5 \sim 5e^5$ 为合适的定量范围,确定色谱峰保留时间正确,峰形正常,压力稳定后再正式进样。

整个检测结束后,要把色谱柱逐步冲回到 100%的有机相保存(不同类型色谱柱的保存条件有差异,本实验中的反相 C18 色谱柱可保存到甲醇或乙腈中)。

【数据记录与处理】

1. 记录色谱峰的保留时间,确保每个样品的色谱峰相对对称,无明显拖尾、前延和干扰峰;观察保留时间是否漂移。

2. 观察采集点数:驻留时间表示的是采集目标离子的停留时间,驻留时间延长会减少采集点数,从而影响峰形,一般的采集点数应不少于 15 个。

3. 确定积分参数:积分参数的确定和选择的定量模式有关。积分参数有 Peak-Splitting(成束因子)和 smoothing(平滑次数),本实验选择 3 和 3(可根据峰形做调整)。

4. 通过软件计算校准品和每个血清样本中黄体酮和内标的峰面积比值。根据峰面积比值计算质控样本的浓度,并与其真值进行比较。

5. 根据标准溶液得出校准曲线,横坐标为标准溶液的黄体酮浓度,纵坐标为峰面积比值(黄体酮及其内标的峰面积)。血清样本中的黄体酮浓度即可根据峰面积比值计算得出。

【注意事项】

1. 质谱仪若长期未使用,使用前应先进行校准。

2. 进样前,要保证色谱柱的平衡时间足够。

3. 由于受色谱柱批次和不同液相系统压力的差异,待测物的保留时间可能和示例中有差异。

4. 标准品的配制可用纯酒精,这种情况下最好要评价方法的基质效应。也可采用去激素血清添加标准溶液的方法来配制标准溶液。

5. 受孕周期的影响,黄体酮的生理范围浓度差异较大。若血清黄体酮浓度超出标曲范围,可稀释后进行检测(实际定量过程中要对稀释倍数进行验证)。

6. 黄体酮的前处理方式也可采用固相萃取的方式,市面上有不同厂家和类型的固相萃取小柱可选择,需要有专门的固相萃取装置(正压或负压),液相也最好配有 96 孔板进样方式。有条件的实验室可采用这种方法进行前处理,回收率会

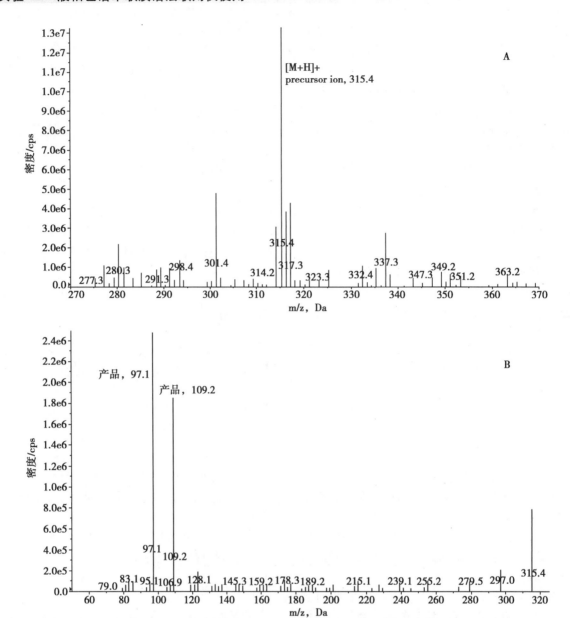

图 39-1　孕酮母离子(A)和子离子(B)的质谱棒状图

雾化气(nebulizergas,GS1)、辅助加热气(heatergas,GS2)、气帘气(curtaingas)均为氮气,大小分别为 56psi,55psi,25psi。喷雾电压(ionsprayvoltage,IS)、去溶剂温度(temperature,TEM)为 5 500V 和 550℃

相对较高。

7. 血样加入内标后,要有足够的平衡时间,使血样中的待测物和内标的比例达到恒定,这是减少后续处理中随机误差影响的关键步骤之一。

8. 在实际的定量操作中,建立的标准曲线要进行线性评估,r 值要大于 0.99。

9. 同位素内标标记的个数一般要大于 3,最好选择碳标,也可以选择氘标,但要注意氘的同位素效应(表现为待测物和氘标的保留时间有差异,一般是氘标出峰略早于待测物本身)。

10. 质控样本可以用标物,也可以用自制的血清样本。

【思考题】

1. 简述 MRM 监测模式的特点。

2. 简述 LC-MS/MS 的操作注意事项。

（张国军　申　超）

实验 40　飞行时间质谱法细菌鉴定实验

【实验目的】

1. 掌握飞行质谱仪器的使用方法。

2. 了解 MALDI-TOF-MS 的基本构造和基本原理。

【实验原理】

基质辅助激光解析电离子源（MALDI）：在一个微小的区域内，在极短的时间间隔，激光可对靶物提供高的能量，对它们进行极快的加热，可以避免热敏感的化合物加热分解。将被分析化合物的溶液和某种基质溶液相混合。蒸发掉溶剂，则被分析物质与基质形成晶体或半晶体。用一定波长的脉冲式激光照射样本与基质形成的共结晶薄膜，基质从激光中吸收能量传递给生物分子，而电离过程中将质子转移到生物分子或从生物分子中得到质子，从而使生物分子电离。

飞行时间质量分析器（TOF）：用一个脉冲将离子源中的离子瞬间引出，经加速电压加速，它们具有相同的动能进入漂移管，质荷比小的离子具有最快的速度因而首先到达检测器，质荷比大的离子则最后到达检测器。根据到达检测器的飞行时间不同而被检测，即离子的质/荷比大小依次被检测，制成质谱法图。

检测结果与数据库中的参考质谱法图比对得到最接近的菌种。

【实验器材】

1. 仪器与耗材

（1）质谱仪：安图生物 Autofms1000 质谱仪。

（2）标本板：由分体式标本板（靶面）和标本板（靶托）组成，以下简称"靶板"，室温存放即可。靶面由样本点位和条形码组成，每个靶面有 96 个点位（8×12），每次使用可随意点样至任一点位，未使用的点位下次可继续使用。

（3）其他物品：去离子水、移液枪（0.5～10μl、10～100μl、100～1 000μl）、Tip 吸头、离心管、牙签等。

2. 试剂与样本

（1）质谱法样本预处理试剂：由基质、缓冲液、裂解液 1、裂解液 2 组成，主要成分分别为：α-氰基-4-羟基肉桂酸（HCCA）、三氟醋酸（TFA）、甲酸、乙腈、酒精、无菌蒸馏水、蛋白校准品等。其中基质为固体粉末，使用前应先分别取裂解液 2 和缓冲液各 60μl，加入基质中，振荡混匀，使基质充分溶解，直至溶液呈淡黄色透明状，备用。

（2）微生物质谱法鉴定校准品：4×30μl（100 人份），−20℃ 以下存放，用于质谱仪数据校正。该校准品为固体粉末，使用前应先在室温下，取 15μl 的裂解 1 加入装有校准品的管子中，用移液枪反复吹打直到其溶解，再加入 15μl 裂解液 2 混匀，室温下离心 1min，转速 13 000rpm。−20℃ 以下存放，备用。

【实验步骤】

（一）开机/关机

Autof ms1000 通常应保持开机状态，仅在紧急情况下才可关机，且关机时间不要超过 24h，否则可能发生真空系统油污染。

1. 开机

（1）打开数据工作站主机及显示器。

（2）确保机械泵和质谱仪供电电源线与市电连接正常。

（3）将质谱仪后背断路器开关按到图 40-1 位置，即按下"丨"一端，总供电接通。

（4）打开机械泵按钮开关，即按下"丨"一端。

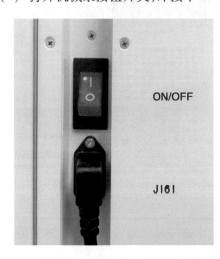

图 40-1　断路器开关打开示意图

按钮开关如图 40-2 所示。

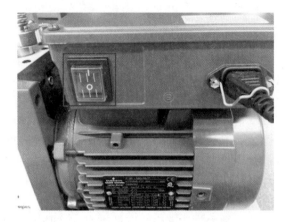

图 40-2 机械泵按钮开关打开示意图

（5）将质谱仪正面面板上钥匙"SWITCH"拧开,仪器面板"POWER"灯亮,表示仪器供电正常。钥匙拧开后位置如图 40-3 所示。

（6）打开电脑软件 ▨,软件界面如下图 40-4 所示。若摄像头成像区域视频效果良好,则表示摄像头打开正常。底部状态栏中"真空""高压""激光"和"平台"五个状态指示灯为黄色或者绿色(非红色)即为开机正常。

2. 关机

（1）将质谱仪正面面板上钥匙"SWITCH"逆时针拧回,仪器面板"POWER"灯灭,表示仪器供电关闭。钥匙拧回后位置如图 40-5 所示。

（2）将质谱仪后背断路器开关按到图 40-6

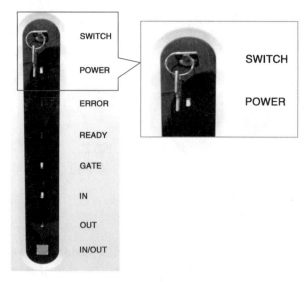

图 40-3 仪器前指示面板钥匙拧开示意图

所示位置,即按下"○"一端,总供电断开。

（3）关闭机械泵按钮开关,即按下"○"一端。按钮开关如图 40-7 所示。

（二）靶位校正

仪器在进靶过程中会自动进行靶位的校正,若自动校正靶位有偏差,可手动进行靶位的校正:点击可弹出如图 40-8 对话框,点击 A1 后的按钮"移至",样品靶会自动移至相应 A1 位点,在 A1 位点中心点击鼠标左键,使之与红色坐标中心对准(图 40-9 所示),点击按钮"设置"(图 40-10);重复上述步骤依次完成 A12、H12 位点坐标的校正(图 40-11);点击"校准"按钮,完成靶点坐标校准。

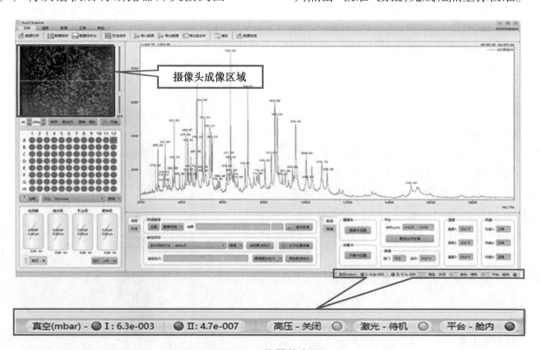

图 40-4 仪器状态图

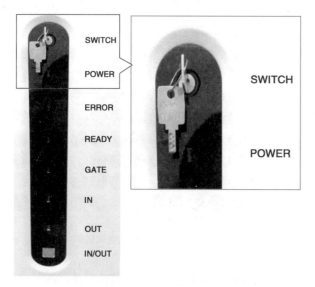

图 40-5 仪器前指示面板钥匙关闭示意图

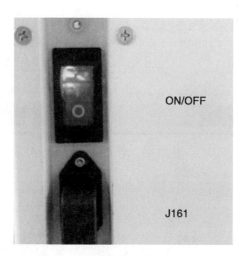

图 40-6 断路器开关关闭示意图按钮

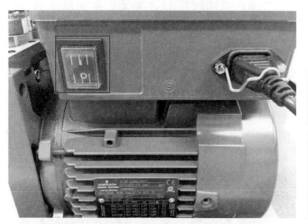

图 40-7 机械泵按钮开关关闭示意图

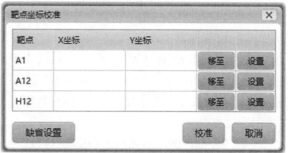

图 40-8 靶点坐标校准

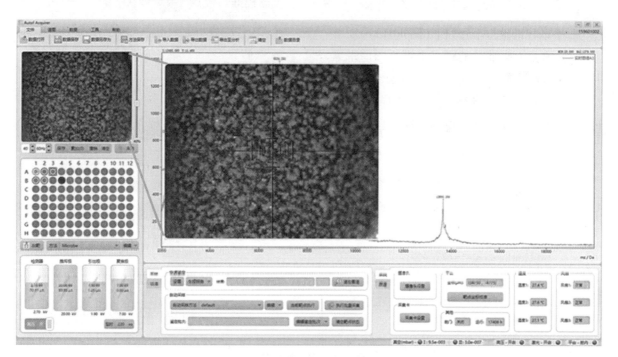

图 40-9 靶点坐标校准-A1 位点

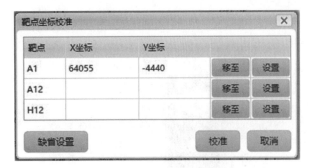

图40-10   A1 位点校准结果

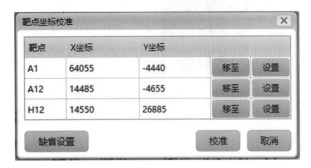

图40-11   靶点坐标校准结果

（三）仪器校准

质谱仪质量校准应每天进行一次，建议用户在每天第一次使用仪器时按照以下标准流程（手动或自动）对仪器进行数据校准，校准时可选任一点位作为校准点。

1. 自动校准在靶点坐标区域（图40-12）选择校准品所在的位置，点击 自动仪器校准 完成质谱仪数据自动校准。

2. 手动校准操作步骤如下（图40-13）。

（1）在点有标准品的靶点上进行图谱采集，得到质量较好的图谱。

（2）点击按钮 自动载入 ，软件将根据"容差"选择框及其右侧的编辑框 容差 自定义(ppm) 300 ，

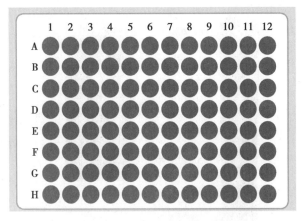

图40-12   靶点坐标区域

来自动将谱图中的校准峰按其偏差是否满足容差要求载入至校准列表中。

（3）点击校准列表中无法自动载入校准峰的单元，此时谱图将根据"缩放"输入框 缩放 1 % 中所选方式将谱图视角切换至点进行的标准峰附近，此时点击预期的校准峰后，即可将该校准峰位置载入至校准列表中。

（4）当每次校准列表中的校准峰发生变化时，软件将自动通过已载入的校准峰进行校准结果预览并显示至校准列表中。

（5）重复c、d步骤，尽量使校准列表中的每行都有正确的输入。

（6）完成填写后，点击按钮 仪器校准 来完成仪器校准。

（四）质量控制

1. 应定期使用蛋白校准品对仪器进行蛋白质/荷比靶值的校准。

2. 实验室亦应对参加室间质评的菌株、ATCC株等进行比对。

3. 对反复鉴定分值在6.0以下的菌株，可选

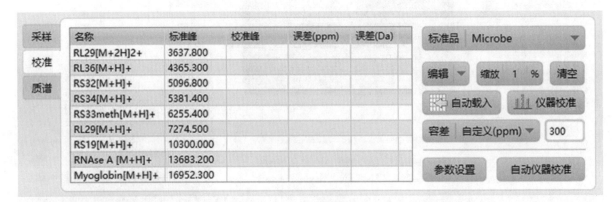

图40-13   质谱法校准

用其他如 16SrDNA 等方法进行比对核实。

（五）细菌鉴定

纯菌落:需先分离成纯菌落,临床标本和混合菌不能直接用于检测。

培养基:临床微生物实验室常用培养基。(表40-1)

表 40-1　微生物培养要求

微生物种类	培养时间
需氧菌	18~48h
厌氧菌	48~72h
酵母菌	24~72h
丝状真菌	24~96h(或直至产生颜色)
分枝杆菌	直至有足够菌生长
诺卡菌	24~96h(或直至有足够菌生长)

1. 样品靶准备流程

在点微生物样本前,先取 1μl 配制好的微生物质谱法鉴定校准品上清液,加在任一样品靶板点位上作为质谱仪质量校准点,自然晾干后加 1μl 质谱法样本预处理试剂盒中的基质溶液覆盖,室温下自然晾干,备用。

2. 常规菌的三种处理方法

（1）直涂法:①取少量单菌落以薄膜的形式涂布于靶板上;②加 1μl 质谱法样本预处理试剂盒中的基质溶液覆盖样品,室温下自然晾干,应能观察到金属光泽的制备样;③将样品靶放入质谱仪进行鉴定。

（2）扩展法:①取少量单菌落以薄膜的形式涂布于靶板上;②加 1μl 质谱法样本预处理试剂盒中的裂解液 1,帮助蛋白释放,室温下自然晾干;③加 1μl 质谱法样本预处理试剂盒中的基质溶液覆盖样品,室温下自然晾干,应能观察到金属光泽的制备样;④将样品靶放入质谱仪进行鉴定。

（3）提取法:①在 1.5ml 离心管中加入 300μl 去离子水;②取样本(在中等大小菌落中挑选 1~2 个单菌落)于离心管中,充分振荡混匀;③加入 900μl 无水酒精,充分混匀;④室温离心 2~4min(转速 8 000~14 800rpm),倒去上清液,再次离心,使用移液枪完全除去上清液,操作过程中不应接触沉淀;⑤37~40℃ 干燥沉淀 2~5min,至沉淀表面无明显水迹;⑥加入裂解液 1(10μl,),振荡混匀;⑦加入同体积的裂解液 2(10μl),充分混匀;⑧室温离心 2~4min(转速 8 000~14 800rpm);

⑨吸取 1μl 上清液,滴加到样品靶上,并在室温下晾干;⑩晾干后,取 1μl 基质溶液覆盖在上述样品点上,并在室温下晾干,然后将样品靶放入质谱仪进行测定。

3. 特殊菌的处理流程

（1）分枝杆菌处理流程

1）灭活方法

a. 在 1.5ml 离心管中加入 300μl 去离子水。

b. 取样本(在中等大小的菌落中挑选 2~5 个单菌落)于离心管中,充分振荡混匀。

c. 金属浴(100℃)或沸水浴加热 30min。

2）分枝杆菌样本处理方法

a. 加入 900μl 无水酒精,充分混匀。

b. 室温离心 2~4min(转速 8 000~14 800rpm),倒去上清液,再次离心,用移液枪完全除去上清液。

c. 37~40℃ 干燥沉淀 2~5min,至沉淀表面无明显水迹。

d. 加入 20μl 80% TFA 吹打均匀,静置 2~5min。

e. 加入 100μl 纯化水,充分混匀。

f. 室温离心 2~5min(转速 8 000~14 800rpm)。

g. 吸取 1μl 上清液,滴加到样品靶上,自然晾干。

h. 取 1μl 基质溶液覆盖在上述样品点上,自然晾干。

i. 将样品靶放入质谱仪进行鉴定。

3）重要提示

a. 该操作须在生物安全柜中进行,并严格遵守实验室生物安全规定。

b. 由于实验室设备之间的差异,不能够保证分枝杆菌细胞的完全灭活。进行分枝杆菌操作的实验室必须验证本说明书推荐的灭活方案。

c. 检测最好在 2h 内完成。

（2）丝状真菌处理流程

1）菌株培养,将菌株转接于沙保罗琼脂培养基上,28℃ 培养 3~7 天。

2）向 1.5ml 离心管中加入 1ml 75% 的酒精。

3）在生物安全柜中,用 Tip 头或牙签从培养基表面刮取适量菌丝或孢子(应避免取到培养基)放入上述离心管中洗涤,用移液枪反复吹打,或涡旋振荡 1min。

4）13 000rpm 离心 2min,小心除去上清液。

5）重复上一步的操作,尽可能的除去上

清液。

6）37～40℃干燥菌体 2～5min。

7）根据菌体量加入 30～50μl 70% 甲酸溶液，静置 5～10min，用移液枪轻轻吹打，直至菌丝裂解。

8）取 1μl 上液点于靶板上，自然晾干。

9）加 1μl 基质溶液覆盖在上述样品点上，自然晾干后，将样品靶放入质谱仪进行鉴定。

10）重要提示

a. 丝状真菌预处理过程均需在生物安全柜中操作。

b. 干燥过程一定保证菌体完全干燥。

c. 加入甲酸后，菌丝裂解完全后再点样。

d. 检测最好在 2h 内完成。

（3）支原体处理流程

1）不同种的支原体需在各自适宜的条件下进行增菌培养，培养完成后取不同体积培养液（肺炎支原体 30ml，解脲脲原体 100ml，人支原体 1ml，动物相关支原体 1ml）14 000×g 离心 10min。

2）弃上清液，取 1ml 无菌生理盐水混匀后，14 000×g 离心 2min，弃上清液（注：人相关支原体清洗 1 次，动物相关支原体清洗 2 次）。

3）加入 300μl 无菌生理盐水和 900μl 无水酒精，充分混匀后，14 000×g 离心 2min，弃上清液。

4）37～40℃干燥沉淀 2～5min，至沉淀表面无明显水迹。

5）加入 10μl 裂解液 1，10μl 裂解液 2，充分混匀，室温 14 000×g 离心 2min。

6）吸取 1μl 上清液，滴加到样品靶上，自然晾干。

7）取 1μl 基质溶液覆盖在上述样品点上，自然晾干。

8）将样品靶放入质谱仪进行鉴定。

4. 某些特殊标本直接上机的处理流程。

（1）血培养阳性标本质谱法检测预处理步骤

1）从报阳后的血瓶中取 2ml 标本（与 8ml 无菌生理盐水混匀），180×g 离心 10min。

2）取上清液，并将其转移至另一无菌离心管中，14 000×g 离心 1min，弃上清液。

3）加 1ml 无菌生理盐水混匀后，14 000×g 离心 1min，弃上清液。

4）加入 300μl 无菌生理盐水和 900μl 无水酒精，充分混匀后，14 000×g 离心 2min，弃上清液。

5）37～40℃干燥沉淀 2～5min，至沉淀表面无明显水迹。

6）加入 10μl 裂解液 1，10μl 裂解液 2，充分混匀，室温 14 000×g 离心 2min。

7）吸取 1μl 上清液，滴加到样品靶上，自然晾干。

8）取 1μl 基质溶液覆盖在上述样品点上，自然晾干。

9）将样品靶放入质谱仪进行鉴定。

（2）尿标本质谱法检测预处理步骤

1）吸取 2ml 尿液样本于无菌离心管中，2 000×g 离心 4min。

2）取上清液，并将其转移至另一无菌离心管中，12 000×g 离心 5min，弃上清液。

3）加 1ml 无菌生理盐水混匀后，12 000×g 离心 5min，弃上清液。

4）加 1ml 去离子水混匀后，12 000×g 离心 5min，弃上清液。

5）加入 10μl 裂解液 1 吹打均匀。

6）吸取 1μl 上液，滴加到样品靶上，自然晾干。

7）取 1μl 基质溶液覆盖在上述样品点上，自然晾干。

8）将样品靶放入质谱仪进行鉴定。

5. 标本板准备注意事项

（1）所有操作过程均应遵守实验室生物安全要求。因为基质液或裂解液中含有高效杀菌剂三氟醋酸和甲酸，因此准备好的样品板上没有存活菌，已灭活，不会造成实验室环境和操作人员带来生物安全风险。

（2）标本板准备（涂菌或点样）过程中应戴无粉乳胶手套。

（3）质谱法检测的关键步骤是标本板的准备，包括涂菌和加基质，菌量的多少会直接影响质谱法鉴定结果，建议个人操作时要勤加练习。

（4）采用直涂法加菌时，可不必等菌完全干燥后再加基质。采用提取法加微生物蛋白提取液时，须等菌液干燥后再加基质。无论采用哪种方法，都必须等基质完全干燥后才能放入质谱仪检测，肉眼或放大镜下可见淡黄色结晶，薄膜状（图 40-14）。

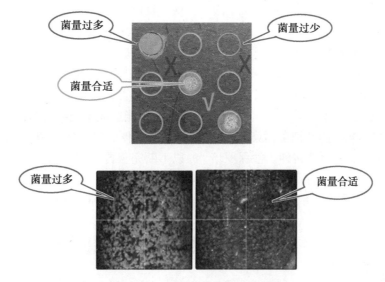

图 40-14　**样品板菌量效果示意图**

（5）确保在挑取菌落时尽量避免挑取到培养基,因为培养基成分可能会影响结晶状态,进而影响质谱法鉴定结果。

（6）样品板应保存在无尘环境,取靶板时应尽量避免接触靶板的位点,防止污染。

（7）样品板准备好后,须在 4h 内完成检测。

（8）难挑取菌的建议处理方法

1）黏菌落:菌量较黏,容易取多,建议尽量选择小菌落,或者选择蛋白提取步骤。

2）黏液性菌落:如肺炎克雷伯菌、铜绿假单胞菌等,其黏液成分主要是由黏多糖形成的荚膜,建议先用棉签或拭子除去表面黏液再取菌。

3）干/粉样菌落:如丝状真菌、诺卡菌等,建议选择蛋白提取步骤,或者先用裂解液混合后取 1μl 提取液点样。

4）小菌落:如肺炎链球菌、星群链球菌等,建议多取几个相同菌落或传代增菌。

6. 仪器操作流程　开启仪器电源→启动仪器控制软件→检测仪器状态→仪器退靶→放入样品靶→仪器进靶→控制仪器进入采集状态→等待仪器真空度达到要求→校准仪器→采集图谱并进行后续分析。

（六）结果判读

检测结果与数据库中的参考质谱法图比对得到最接近的菌种。根据同源性距离得到鉴定分值,分值在 9.5～10 分为种水平鉴定可信,可鉴定出亚种;9.0～9.5 分为种水平鉴定可信;6.0～9.0 分为属水平鉴定可信;分值在 6.0 分以下鉴定不可信,需要重新鉴定,查找原因或选用其他方法。

【数据记录与处理】

将本实验中的点样记录于表 40-2 中。

表 40-2　**点样记录表**

日期:

序号	1	2	3	4	5	6	7	8	9	10	11	12
A												
B												
C												
D												
E												
F												
G												
H												

【注意事项】

1. 各类试剂最好为新鲜配制。

2. 菌落在不同培养基上可能鉴定的分值不同,推荐血琼脂平板及哥伦比亚琼脂平板,选择性培养基可能造成鉴定分值降低。

3. 实验操作中避免微生物及细菌污染。

4. 丝状真菌的鉴定需要菌株转种于沙保罗培养基培养,分枝杆菌的鉴定需要进行灭活处理环节。

5. 部分亲缘性较近、蛋白指纹图谱相似的菌株,通过质谱法方法较难区分,需要根据患者的临床情况和病史,并借助形态、生化、测序等其他方法进一步验证。

6. 应考虑到质谱法图谱进行比对时,选择的数据库是否涵盖目标菌种。未选择合适的菌种数据库,可能造成鉴定结果错误或鉴定不出。

7. 用户应对数据库进行持续的更新及评估,以不断完善自身数据库。

8. 建议使用高质量的产品,所有耗材无须灭菌,灭菌反而会带来污染。

【思考题】

1. 简述细菌处理方法。

2. 简述 MALDI-TOF-MS 的基本原理。

(张国军　申　超)

实验 41　电位分析法测定谷氨酸摩尔质量及解离常数

【实验目的】

1. 掌握标准缓冲溶液在测定溶液 pH 中的应用。

2. 掌握电位滴定法测定谷氨酸的原理与方法。

3. 掌握电位滴定曲线的绘制及滴定终点确定方法。

4. 熟悉酸度计的基本结构及操作方法。

5. 熟悉玻璃电极的基本结构、保存和使用。

6. 了解电位滴定法在测定物质的物理常数上的应用。

【实验原理】

pH 复合电极由玻璃电极和饱和甘汞电极复合而成。玻璃电极是以玻璃膜为敏感膜的一类离子选择性电极。它能对溶液中的 H^+ 产生选择性响应,电极电位值与 H^+ 活度间符合能斯特响应,可用于溶液中 H^+ 活度或 pH 测定。

实验中采用玻璃电极为指示电极,饱和甘汞电极为参比电极,与待测溶液一起组成电池,电池符号如下:

$Ag/AgCl(s)/HCl(0.1mol \cdot L^{-1})/$玻璃膜/待测液$//KCl($饱和$)/Hg_2Cl_2(s)/Hg$

$$E = K - \frac{2.303RT}{nF}pH \qquad (公式41-1)$$

通过采用电位仪测定电池的电动势,通过公式 41-1 即可求出溶液的 pH。

谷氨酸是分子内含有两个羧基的二元酸,其分子式为 $C_5H_9O_4N$,摩尔质量为 147.13g/mol,结构如图 41-1 所示。其二级解离常数很小,在滴定分析中一般不易观察到滴定突跃。

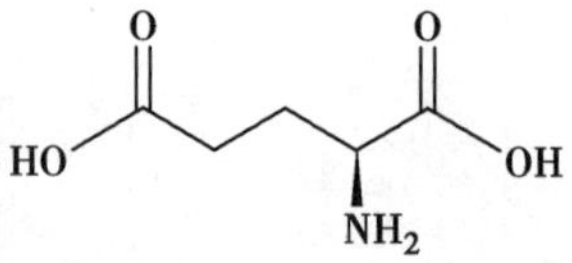

图 41-1　谷氨酸的结构式

在用 NaOH 溶液滴定谷氨酸的过程中,随着 NaOH 溶液不断加入,谷氨酸溶液中 H^+ 浓度不断变化,由此引起溶液的电动势也不断变化。在达到化学计量点附近时,产生 H^+ 浓度突跃,从而可根据溶液的 pH 突变确定第一化学计量点。同理,可推算出 NaOH 溶液滴定谷氨酸的第二化学计量点 $V_{终点2}=2V_{终点1}$。

谷氨酸在水溶液中的离解平衡如下:

$$H_2A \Longleftrightarrow HA^- + H^+$$

$$K_{a1} = \frac{[H^+][HA^-]}{[H_2A]} = 6.31 \times 10^{-5}$$

（公式 41-2）

$$HA^- \Longleftrightarrow A^{2-} + H^+$$

$$K_{a2} = \frac{[A^{2-}][H^+]}{[HA^-]} = 2.57 \times 10^{-10}$$

（公式 41-3）

当滴定反应进行到化学计量点的一半 $(0.5V_{终点})$ 时,溶液中 $[H_2A]=[HA^-]$,代入式 41-2,可得 $K_{a1}=[H^+]$,即 $pK_{a1}=pH$。在滴定曲线上找出滴定终点后,找到 $0.5V_{终点}$ 对应的 pH,即可求出谷氨酸的 pK_{a1},进而求出其一级解离常数 K_{a1}。同理,在滴定曲线上找到 $1.5V_{终点}$ 对应的 pH,按公式 41-3 可求出谷氨酸的二级解离常数 K_{a2}。当 $V=1.5V_{终点}$ 时,$pK_{a2}=pH$。

此外,根据 NaOH 溶液滴定谷氨酸达到化学计量点时消耗 NaOH 溶液的体积,按公式 41-4 可求出谷氨酸的摩尔质量 $M_{谷氨酸}$。

$$M_{谷氨酸} = \frac{w_{谷氨酸}(g/L) \times 25.00}{c_{NaOH}(mol/L) \times V_{终点1}}$$

（公式 41-4）

【实验器材】

1. 仪器与耗材　PHS-3C 型酸度计,玻璃电极、饱和甘汞电极各 1 支(或采用 pH 复合电极),磁力搅拌器 1 台,25ml 移液管 1 支,50ml 碱式移液管 1 支,100ml 玻璃烧杯 1 只。

2. 试剂　NaOH 标准溶液(0.101 0mol/L),谷氨酸标准溶液(6.953 6g/L),标准缓冲溶液一套。

PHS-3C 型酸度计的结构:主要部件包括机箱、键盘、显示屏、电极架,仪器附件包括指示电极和参比电极,其检测溶液 pH 的示意图见图 41-2。

【实验步骤】

（一）滴定前的准备

1. 仪器安装　按说明书提示安装 PHS-3C 型酸度计,接上玻璃电极和饱和甘汞电极(或 pH 复合电极)。

2. 调节测定条件　调节温度至测定温度,将酸度计置于测定 pH 挡。

3. 校准　不同的酸度计具体校准方法不同,需严格按照仪器说明书进行。通常按仪器要求用标准缓冲溶液对酸度计的 pH 进行校正。

（1）冲洗擦干:校准前,用去离子水将电极冲洗干净,并用吸水纸擦干。标准缓冲溶液可重复使用,不能污染了。

（2）常用的标准缓冲溶液(25℃):邻苯二甲酸氢钾(酸性,pH4.00),混合磷酸盐(中性,pH6.86),四硼酸钠(碱性,pH9.18)。

（3）校准方法:常用的 pH 计校准方法是两点校准法。一般选用两种标准缓冲溶液对酸度计进行校准。待测物为酸性时,常选用中性和酸性标准缓冲溶液;待测物为碱性时,常选用中性和碱性标准缓冲溶液。通常先将电极放入中性标准缓

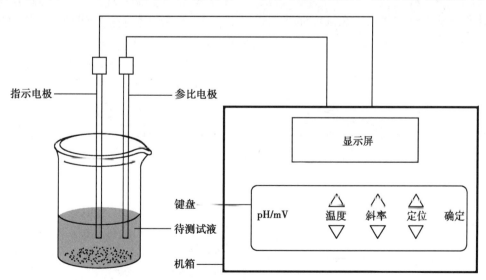

图 41-2　PHS-3C 型酸度计检测溶液 pH 的示意图

冲溶液进行定位校准,再将电极放入酸性或碱性标准缓冲溶液进行斜率校准。

(4)清洗:校准后用去离子水冲洗干净 pH 复合电极,再对谷氨酸标准溶液的 pH 进行测定。

(二)滴定过程中溶液 pH 测定

1. 用移液管准确移取 25.00ml 谷氨酸标准溶液至一洁净干燥的 100ml 玻璃烧杯中。

2. 将烧杯置于磁力搅拌器上,将玻璃电极和饱和甘汞电极(或 pH 复合电极)插入烧杯中的溶液里,开动搅拌器,按表 41-1 滴加 NaOH 标准溶液。

3. 按下酸度计读数按钮,读取消耗不同体积 NaOH 溶液(V_{NaOH})所对应的溶液 pH。

【数据记录与处理】

1. 滴定过程中消耗不同体积的 NaOH 溶液对应的 pH 测定表(表 41-1)。

表 41-1 滴定过程中消耗不同体积 NaOH 及对应的溶液 pH 测定表

V_{NaOH}/ml	0.00	0.50	1.00	1.50	2.00	2.50	3.00	3.50
pH								
V_{NaOH}/ml	4.00	4.50	5.00	5.50	6.00	6.50	7.00	7.50
pH								
V_{NaOH}/ml	8.00	8.50	9.00	9.50	10.00	10.50	11.00	11.50
pH								
V_{NaOH}/ml	12.00	12.50	13.00	13.50	14.00	14.50	15.00	15.50
pH								
V_{NaOH}/ml	16.00	16.50	17.00	17.50	18.00	18.50	19.00	19.50
pH								
V_{NaOH}/ml	20.00	20.50	21.00	21.50	22.00	22.50	23.00	23.50
pH								
V_{NaOH}/ml	24.00	24.50	25.00	25.50	26.00	26.50	27.00	27.50
pH								

2. 绘制滴定曲线 以测得溶液 pH 为纵坐标,消耗 NaOH 标准溶液的体积为横坐标作图,绘制滴定曲线,见图 41-3。

3. 采用作图法求滴定终点 在滴定曲线上,通过滴定曲线的上下两个拐点各作一条 45°的切线,作出两条切线的中垂线,中垂线与滴定曲线的交点 A 点,即为滴定终点 V_{ep}。A 点对应的横坐标即为滴定终点时消耗 NaOH 标准溶液的体积,如图 41-3 所示。

4. 结果比较 将实验测得的结果填入表 41-2,与理论值进行比较并分析原因。

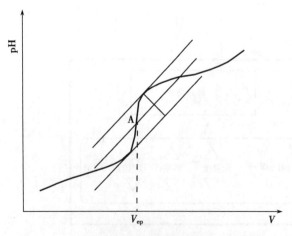

图 41-3 NaOH 溶液滴定谷氨酸的 pH-V 滴定曲线

表 41-2 实验测定值与理论值的结果对比表

结果比较	实验测定值	理论值
$V_{\text{终点}1}$(第一化学计量点)		–
$V_{\text{终点}2}=2V_{\text{终点}1}$(第二化学计量点)		–
$0.5V_{\text{终点}1}$		–
$1.5V_{\text{终点}1}$		–
$M_{\text{谷氨酸}}$(g/mol)		147.13
谷氨酸 $\mathrm{p}K_{a1}$		4.20
谷氨酸 $\mathrm{p}K_{a2}$		9.59

【注意事项】

1. 测定前需使用标准缓冲溶液对电极的 pH 进行校准。

2. 滴定过程中开启搅拌器搅拌,读数时关掉搅拌器,待溶液相对静止再读数。

3. 标准缓冲溶液使用后不要倒掉,可重复使用 2~3 个月。

4. 操作过程中避免玻璃电极的薄膜被打碎。

【思考题】

1. 滴定前为什么要用标准缓冲溶液进行仪器校准?

2. 实验过程中影响解离常数测定的因素有哪些?

(张晓清 胡志坚)

实验 42 分析实验室用水电导率的测定

【实验目的】

1. 掌握电导率仪测定水质的意义及测定方法。

2. 熟悉电导率仪的结构及基本操作方法。

3. 了解电导率的含义。

4. 了解电导电极的结构。

【实验原理】

电导率表示溶液传导电流的能力。纯水的电导率很小,当其中含有无机酸、碱、盐或有机离子时,溶液的电导率就增加。通过电导率的测定可间接推测溶液中带电荷离子的总浓度。水溶液的电导值取决于其中带电荷物质的性质、浓度和电荷数及溶液的温度和黏度等。电导率的标准单位为 S/m,常用单位是 μS/cm 或 mS/m。蒸馏水的电导率一般为 0.05~0.2mS/m,放置一段时间后,因溶入空气中的 CO_2 或氨,电导率可增加至 0.2~0.4mS/m;饮用水电导率通常在 5~150mS/m;海水电导率约为 3 000mS/m,清洁河水电导率约为 10mS/m。

根据电导公式:

$$G = \frac{1}{R} = \frac{A}{pl} = \frac{kA}{l} = \frac{k}{\theta} \quad \text{(公式 42-1)}$$

在式 42-1 中,电导率 $k = \frac{1}{\rho}$,指两电极面积分别为 $1cm^2$,电极间距离为 1cm 时,溶液的电导值(单位 S/cm)。电导池常数 $\theta = \frac{l}{A}$,对某指定电导池来说 θ 为一定值。

电导 G 反映出离子导电能力的强弱。由于 θ 通常为一常数,因此通过测定溶液的电导值即可求得电导率。电导率通常随温度变化而改变。温度每升高 1℃,电导率增加约 2%。通常规定,25℃ 为测定电导率的标准温度。任一温度下的电导率按公式 42-2 计算:

$$k_{25} = \frac{k_t}{1 + \alpha(t - 25)} \quad \text{(公式 42-2)}$$

在式 42-2 中,k_{25} 为 25℃ 时溶液的电导率;k_t 为温度为 t℃ 时溶液的电导率;a 为各种离子的平均温度系数,取值为 0.022/1℃;t 为测定条件下溶液的温度。

【实验器材】

1. 仪器与耗材 电导率仪,铂黑电极,铂光亮电极,温度计,恒温水浴锅,1 000ml 容量瓶,50ml 烧杯。

电导率仪的结构:电导率仪的主要部件包括机箱、键盘、显示屏、电极架,仪器附件包括

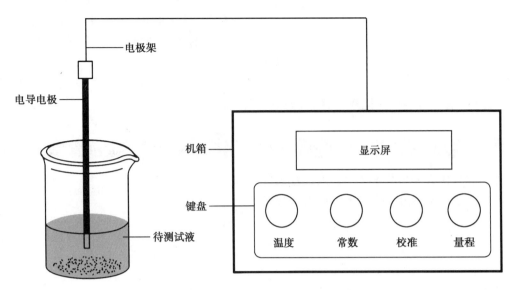

图 42-1　电导率仪测定溶液电导率值的示意图

电导电极,其测定溶液电导率值的示意图如图 42-1。

2. 试剂　去离子水;0.010 0mol/L KCl 标准溶液(配制方法:准确称取 0.745 6g 于 105℃下干燥 2h 并冷却的 KCl 固体于 50ml 烧杯,用去离子水溶解,转移至 1 000ml 容量瓶,定容,摇匀)该溶液在 25℃时的电导率为 141.3mS/m。必要时进行适当稀释。25℃时,不同浓度 KCl 溶液的电导率见表 42-1 所示。

表 42-1　不同浓度 KCl 溶液的电导率表

浓度/(mmol/L)	电导率/(μS/cm)
0.1	14.94
0.5	73.90
1.0	147.0
5.0	717.8
10.0	1413

【实验步骤】

1. 电导率仪的使用　打开电导率仪电源,仪器预热约 30min,用去离子水清洗电极。

2. 电导池常数 θ 测定　为确保测量精度,电导电极在使用前需用电导率值小于 0.5μS/cm 的去离子水冲洗两次,然后用被测试样冲洗三次后再进行测量。向 50ml 烧杯中倒入 0.010 0mol/L KCl 标准溶液约 30ml,将电极插头插入电极管套,并将电导电极插入该溶液中。用温度计测定溶液的温度,并将电导仪上温度旋钮调节到实际温度下进行测定,测出该 KCl 溶液的电导 G_{KCl}。通过查表查出 25℃时 0.010 0mol/L KCl 标准溶液的电导率,再根据公式 42-2 换算为测定温度下的电导率。即可通过测得的电导 G_{KCl} 和电导率 k 根据公式 42-1 计算出电导池常数 θ。

3. 去离子水、蒸馏水、市售纯净水电导率的测定(表 42-2)

(1) 调节电导池常数补偿旋钮:将"测量/校正"开关置于"校正"挡,调节电导池常数补偿旋钮,使仪器显示的电导池常数与所用电极的电导池常数一致;调节温度补偿旋钮,使其与待测溶液温度一致。

(2) 电导率测定:分别用去离子水、蒸馏水、市售纯净水润洗三个 50ml 烧杯 3 次,然后向其中倒入相应的溶液约 30ml,将铂光亮电极插入待测试液中,将"测量/校正"开关置于"测量"挡,将"量程"开关置于合适的量程挡(一般应由大逐渐向小调节)。待读数稳定后,以读数乘以对应的量程,所得乘积即为被测溶液在该温度下的电导率值。重复测定三次,求出平均值,并根据公式 42-2 可求出 25℃时对应溶液的电导率。

4. 自来水、河水的电导率测定　分别取自来水、河水润洗两个 50ml 烧杯 3 次,然后向其中倒入相应的溶液约 30ml,将铂黑电极插入待测试液中,按步骤 2 测定水样的电导率。

【数据记录与处理】

表 42-2　不同水样的电导率测定

待测水样	测定温度下的电导率/(μS/cm)			25℃的电导率/(μS/cm)
	测定次数	测定值	平均值	
去离子水	k_1			
	k_2			
	k_3			
蒸馏水	k_1			
	k_2			
	k_3			
市售纯净水	k_1			
	k_2			
	k_3			
自来水	k_1			
	k_2			
	k_3			
河水	k_1			
	k_2			
	k_3			

【注意事项】

1. 电导低（<5μS）的溶液用铂光亮电极测定；电导高（5μS ~ 150mS）的溶液用铂黑电极测定。

2. 电导电极在出厂时一般会标明电导池常数，不需进行测定。但电极在长期使用过程中，其面积及两电极间距离可能发生变化从而引起电导池常数改变。因此，电导电极应定期标定。

3. 注意测定过程中"测量/校正"挡的位置。

4. 电导率测量时，量程开关应先置于高量程挡再逐渐调低。

【思考题】

1. 如何测定电导电极的电导池常数？
2. 哪些因素会影响溶液电导率的测量？
3. 为什么高纯水在空气中长期放置后，电导率会增大？

（张晓清　胡志坚）

实验 43 传代细胞培养

【实验目的】

1. 掌握细胞传代培养的基本操作过程和注意事项。

2. 熟练掌握无菌操作技术;牢固树立实验室安全观念,为细胞培养在生物医学上的应用打下坚实的基础。

【实验原理】

培养的细胞形成单层汇合后,如果不处理,会因生长空间不足而导致营养枯竭,将培养瓶生长致密的细胞分散后以1:2或以上的比率转移到新的培养瓶中进行培养,处于低密度的细胞刺激其进一步生长,即为传代培养。传代细胞接种后,一般经过游离期、指数增生期和停止期三个阶段,指数增生期细胞分裂增殖旺盛,活力最佳,适宜进行后续各种试验。传代培养是获取大量同种细胞,获得稳定的细胞株以及维持细胞种的延续的重要过程。

【实验器材】

1. 仪器与材料超净工作台,二氧化碳培养箱,倒置显微镜,离心机,方形塑料篮,无菌巴氏滴管,无菌离心管,培养瓶,废液缸,酒精喷壶,酒精棉球,酒精灯,打火机等。

2. 试剂 RPMI-1640 培养基,胎牛血清,PBS溶液,0.25%胰蛋白酶等。

3. 细胞 HepG2 细胞株,HL60 细胞株。

【实验步骤】

1. 实验前准备

(1) 带好手套并消毒,从培养箱取出待传代的细胞,倒置显微镜下观察细胞状态和生长密度,判断是否适合传代。

(2) 从冰箱取出 RPMI-1640 培养基、胎牛血清、PBS 溶液、0.25%胰蛋白酶等培养用试剂,室温平衡30min左右。

(3) 清理超净工作台,调节好酒精灯灯芯并检查酒精含量是否在瓶身容量1/4~2/3,用75%酒精擦洗超净工作台台面,将离心管架、无菌离心管、无菌巴氏滴管、培养瓶、废液缸等待用物品作好标记后放入超净工作台摆放好,将工作服,口罩、帽子、手套等防护放入操作间,打开超净工作台和操作间紫外灯,照射30min。

(4) 风淋后进入操作间,关闭紫外灯,穿好工作服,戴好口罩、帽子、手套等防护装备,75%酒精擦手,关紫外灯,打开超净台(照明、风机),点燃酒精灯。

(5) 用75%酒精消毒实验试剂和待传代细胞培养瓶后放入超净工作台,RPMI-1640 培养基和血清按照9:1配制好完全培养基,加1%双抗(青霉素、链霉素防止污染),打开或关闭所有试剂瓶和离心管时均过酒精灯外焰灭菌。

2. 洗涤 细胞培养瓶开盖前瓶口在酒精灯外焰快速旋转灭菌,开盖弃去原培养液,加入适量PBS 溶液,轻轻晃动漂洗细胞后弃去溶液,以除去残留的原培养液和衰老脱落的细胞及碎片。

3. 消化细胞 加入能覆盖细胞层面的0.25%胰蛋白酶,37℃孵箱或室温下消化1~3min 后,倒置显微镜下观察细胞消化情况,待细胞逐渐趋于圆形、成片地收缩、彼此之间出现较多空隙时立即加入等量或大量(约5ml)的完全培养基终止消化。

4. 收集细胞 将消化好的细胞液收集于15ml离心管,盖上盖子置离心机以1 000rpm 离心3min。

5. 接种 离心好的细胞消毒后拿回超净工作台,开盖倾弃上清液,加入适量(约10ml)完全培养液,轻轻吹打混匀,制成单细胞悬液,把细胞按照1/2的比例分到另外两个培养瓶中,瓶口快速过酒精灯火焰灭菌后盖好盖子,水平摇晃使细胞悬液均匀分散到瓶底各处。

6. 培养 静置1min 后显微镜下观察细胞分散及贴壁情况良好,消毒后置于37℃、5%CO_2 培养箱中培养。

7. 整理 剩余试剂瓶的瓶口快速过酒精灯外焰灭菌,拧紧盖好后,用封口膜密封后放入冰箱4℃保存。将超净台工作台整理后擦拭干净,用75%酒精喷洒消毒,关闭照明和风机,打开操作间和超净工作台紫外灯灭菌30~60min。

8. 废弃物的处置 无污染的废弃物当做生活垃圾丢弃,细胞废液倒入洗涤室的废液缸后按要求处理,沾染细胞的用具需放置于指定垃圾桶,统一高压灭菌后再丢弃。

9. 观察细胞生长状况 传代接种后每天要观察细胞培养液的颜色变化、细胞贴壁情况、细胞生长情况等,判断细胞是否需换液或再传代。

【数据记录与处理】

贴壁细胞传代接种后 2h 左右就能附着在培养瓶壁上,接种后每天于倒置显微镜下观察,注意细胞培养液的颜色变化,细胞贴壁情况、生长情况、健康状况、致密程度和有无污染等,同时判断细胞是否需要换液,当细胞生长致密且折光性好,形态饱满时即可再传代。

悬浮细胞传代后每天于倒置显微镜下观察细胞密度及形状,有无污染,注意细胞培养液的颜色变化,培养液是否澄清,当细胞生长到可传代密度,形状饱满时即可再传代。

【注意事项】

1. 提前准备好实验用品,作好培养用耗材的

高压灭菌工作,细胞室和超净工作台要提前紫外灯照射消毒。

2. 严格的无菌操作,培养瓶、试剂瓶和离心管打开或关闭均需过酒精灯外焰灭菌,所有的操作尽量靠近酒精灯火焰,务必要保持工作区的无菌清洁。

3. 贴壁细胞消化要适度,消化中要注意观察培养细胞的形态变化,一旦细胞变圆胞质回缩,连接变松散彼此之间出现较多空隙,或有成片浮起的迹象立即终止消化。

4. 每次传代培养只进行一种细胞的操作,每种细胞使用一套器材,以防细胞间的交叉污染。

5. 每天要注意观察细胞形态,判断细胞的健康状况。

6. 如细胞有污染迹象,应立即弃置或采取挽救措施,挽救时可用含有抗生素的 PBS 反复清洗,完全培养基可加入适量双抗,并经常更换。

7. 细胞系不能无限传代,一般传 10~50 代,随着传代次数的增加,细胞性能和形状会发生改变,细胞也会出现老化和变异。

【思考题】

1. 细胞传代培养中如何做到无菌操作?
2. 传代中如何避免细胞污染?
3. 倍增和代数有什么区别?
4. 细胞培养过程中,多久更换一次培养基?
5. 细胞培养瓶中应加多少体积的完全培养基?

(王春芳 胡志坚)

实验 44 细胞冷冻与复苏

【实验目的】

1. 掌握细胞冷冻与复苏的步骤。
2. 了解细胞冻存和复苏的原理。

【实验原理】

为使细胞复苏时存活率最高,最佳的冷冻条

件是尽可能地降低细胞内的晶体形成,减少细胞内水凝固所形成的高浓度溶质对细胞造成的低温损伤。上述要求可通过下列方法获得:①缓慢冷冻,使细胞内水分离开细胞,但不可太慢,以避免冰晶形成;②用亲水的低温保护剂(DMSO)排除水分、降低培养基的冰点、减缓冷却速度、提高细胞内离子浓度,降低冰晶形成的风险;③在尽可能

低的温度下保存细胞,降低高浓度盐对冰中蛋白质变性的影响;④快速复苏,减少细胞内晶体形成,以及细胞内残余的冰溶解时可溶性成分的产生。

冻存细胞应尽可能快的进行复苏,以减少升温过程中细胞内冰晶的生成。该过程可在盛有温水的桶中或恒温水浴锅中进行,若冻存管储存时处于液相中,则水浴时必须盖上盖子,以防吸入液氮的有漏缝的冻存管在升温时发生爆裂。

复苏后缓慢稀释细胞悬液,因为快速稀释可降低存活率。该点对于 DMSO 尤为重要,由于 DMSO 突然稀释会给细胞造成严重的渗透性损害,使细胞存活率降低近半。大多数细胞不需要离心,贴壁细胞只需次日换液,悬浮细胞进行稀释即可。然而,某些细胞(通常是悬浮生长细胞)对细胞保护剂,特别是 DMSO 更加敏感,复苏后必须离心去除含 DMSO 上清液后再添加完全培养基,但仍需要缓慢稀释培养基。

【实验器材】

1. 仪器与耗材　液氮保存罐,-85~-70℃超低温冰箱,恒温水浴振荡器,冻存管(2ml),细胞培养瓶,超净工作台,无菌移液管(1ml,2ml)。

2. 试剂　0.25%胰蛋白酶,0.02%EDTA 混合消化液,冻存液[培养液∶胎牛血清(FBS)∶DMSO = 7∶2∶1],培养液。

3. 样本　待冻存细胞(指数生长期的细胞)。

【实验步骤】

(一) 冻存细胞(以贴壁细胞为例)

1. 选择指数生长期的细胞,在冻存细胞前约 24h 换液 1 次。

2. 吸去培养液,加入消化液消化细胞,然后收集细胞悬液离心(1 000rpm,3min)。悬浮细胞可直接离心。

3. 弃去上清液,用冻存液混悬细胞,调整细胞密度至(10^6~10^7)个/ml。

4. 按照 1~1.5ml 将细胞悬液分装入冻存管内,拧紧管盖。在冻存管上标明细胞名称、代数、培养液名称和冻存日期等。

5. 将冻存管放入泡沫塑料小盒内(使用程序梯度降温盒更佳),4℃冰箱放置 15~30min,转移到-20℃冰箱放置 30~60min,再转移到-80℃冰箱放置 16~18h 或过夜。

6. 将冻存管放入液氮保存罐内,可长期保存。

悬浮细胞直接收集细胞,离心弃培养液后,用冻存液悬浮细胞,其余同贴壁细胞的冻存。

(二) 复苏细胞

1. 检查细胞冻存目录,确定将要复苏的冻存管位置。

2. 准备好培养基,标记好细胞培养瓶。

3. 从液氮保存罐中取出冻存管,检查标签,确定是否为所要复苏的冻存管。

4. 取出冻存管后,立即放入 37℃ 水浴中,快速摇晃,直至冻存液完全融化,注意尽可能避免水没过管帽,减少污染的概率。

5. 再次检查标签以确定为所要复苏的细胞,用 75% 的酒精彻底擦洗冻存管,然后在超净工作台内打开冻存管。

6. 用 1ml 吸管将细胞悬液移入离心管中,然后缓慢加入 4ml 培养液(推荐稀释至原体积 10 倍以上),离心(1 000rpm)5~10min。

7. 弃掉上层含有保护剂的培养液后,再用新鲜培养液混悬沉淀细胞,调整细胞密度,将细胞接种于培养瓶中,放入培养箱中培养。

8. 24h 后检查细胞生长情况,对于贴壁细胞,依据预测密度(个细胞/cm²)的细胞照片(或直接显微镜下观察),确认细胞是否贴壁;对于悬浮细胞,检查外观(清晰的细胞质,缺乏细胞颗粒),稀释至常规的接种浓度。

【数据记录与处理】

细胞冰冻实验结果记录于表 44-1,细胞复苏实验结果记录于表 44-2。

表 44-1　细胞冻存记录表

细胞系	冷冻日期					
	位置					

表 44-2　细胞复苏记录表

复苏日期	冻存管编号	接种			24h 贴壁率	备注
		浓度	体积	培养基		

【注意事项】

1. 待冻存的细胞应具有较高的活力,即处于指数生长期的细胞。

2. 选择合适的冻存速度和冷冻温度,以免在冻存过程中损伤细胞。

3. 在常温下,DMSO 对细胞有毒副作用。因此,应将冻存液在 4℃ 条件下放置 40~60min 后使用。配制冻存液时要戴手套。

4. 将冻存管放入液氮保存罐时,小心液氮溅出。操作时应该穿戴防冻手套、防冻鞋、面罩和工作服。

5. 细胞复苏时,必须在 1~2min 内使冻存液完全融化。如果复温速度过慢,则会造成细胞损伤。

6. 复苏过程中应戴手套和护目镜。冻存管可能漏入液氮,解冻时冻存管中的气温急剧上升,可导致爆炸。

【思考题】

简述细胞冻存的原理。

(申　超　胡志坚)

实验 45　人类外周血淋巴细胞培养及染色体标本制备

【实验目的】

1. 掌握人类外周血淋巴细胞培养及染色体标本制备的方法。

2. 了解人类外周血染色体标本制备原理。

【实验原理】

人体外周血的淋巴细胞是一种已成熟的不具备有丝分裂能力的细胞,故不能直接用其制备染色体标本。但淋巴细胞在外源凝集素(PHA)的刺激下,可转变为淋巴母细胞,恢复增殖分裂能力,进行有丝分裂。因此,外周血必须经过含有 PHA 的培养液培养后,才能制备供核型分析的染色体标本。为了获得足够数量的中期分裂象染色体,可在终止培养前,加入适当浓度的秋水仙碱,秋水仙碱可使处于分裂过程的细胞停滞于分裂中期,使染色单体收缩,形态典型并易于观察。在收获细胞时,再通过低渗,可使细胞肿胀,染色体均匀分散,经离心、固定、滴片等过程最终可获得便于观察的染色体标本。

【实验器材】

1. 仪器与耗材　超净工作台,光学显微镜,恒温培养箱,干燥箱,水平式离心机,冰箱,恒温水浴箱,高压蒸汽消毒锅,15ml 刻度离心管,培养瓶,1ml、2ml、5ml、10ml 注射器及针头,吸管,滴管,试管架,三角烧瓶,酒精灯,搪瓷盘,铝制饭盒,染色缸,消毒用酒精棉球与碘酒棉球,载玻片,擦镜纸等。

2. 试剂　RPMI-1640 培养液,小牛血清,肝素,植物血凝素(PHA),$NaHCO_3$、青霉素,链霉素,0.075mol/L KCl 低渗液,三蒸水,甲醇,冰醋酸,

Giemsa 染液,pH7.4 的磷酸缓冲液,0.05％秋水仙碱溶液,香柏油,镜头清洗液。

3. 样本　人体外周血。

【实验步骤】

1. 细胞培养液的配制及分装

(1) 培养液的配制:在超净工作台内按以下比例(表 45-1),将 RPMI-1640,小牛血清,青霉素,链霉素,PHA 混匀,用 5％的 NaHCO$_3$ 无菌溶液调整培养液的酸碱度至 7.2~7.4。

表 45-1　外周血淋巴细胞培养基配制配方

试剂	比例
RPMI-1640 培养液	80％
小牛血清	20％
青霉素	100U/ml
链霉素	100U/ml
PHA	3mg/5ml

(2) 分装:在超净工作台内将调整好 pH 的培养液分装至培养瓶中,每瓶 5ml,冰冻保存。临用时在 37℃温箱中融化。

2. 其他试剂的配制

(1) 5％的 NaHCO$_3$:称取 NaHCO$_3$ 5g,溶解于 100ml 双蒸水中,高压灭菌后分装,44℃ 保存备用。

(2) 10μg/ml 秋水仙碱:取 5mg 秋水仙碱溶于 100ml 生理盐水中即成 10μg/ml 的溶液,高压灭菌后分装至棕色 EP 管中放在 4℃冰箱中保存备用,也可直接购买商品化的秋水仙碱。

(3) 0.075mol/L KCl:称取 KCl 2.795g,加双蒸馏水至 500ml,4℃保存备用。

(4) 固定液:甲醇 3 份,冰醋酸 1 份混合,固定液需要现配现用。

(5) Giemsa 染液:称取吉姆萨粉剂 10g,加入少量甘油混匀研磨,边研磨边加入甘油至 660ml,充分混匀后放置在 60℃ 水浴中加热 2h,冷却后再加入 660ml 甲醇,搅拌混匀后在室温中静置 3 周,然后用滤纸过滤,此为原液,装入棕色瓶中保存备用。工作液稀释比例根据各实验室情况而定,最好现配现用。也可直接购买商品化 Giemsa 染液。

3. 淋巴细胞的培养

(1) 采血:用 2~5ml 无菌注射器吸取 0.2％肝素液 0.2ml,湿润针管,弃去多余的肝素。抽取被检者静脉血约 2ml,轻轻转动针筒,使之与肝素混匀。细胞培养的必需物品需放在超净工作台中,操作前用紫外消毒 30min。

(2) 培养:在无菌条件下将抗凝血 0.3~0.4ml 加入培养瓶内,摇匀,置于 37℃ 培养箱中培养 72h。

4. 染色体标本制备(图 45-1)

(1) 秋水仙碱处理:在终止培养前 2~3h,加入秋水仙碱溶液,使其终浓度达到 0.2~0.4μg/ml,水平晃动摇匀后继续培养。

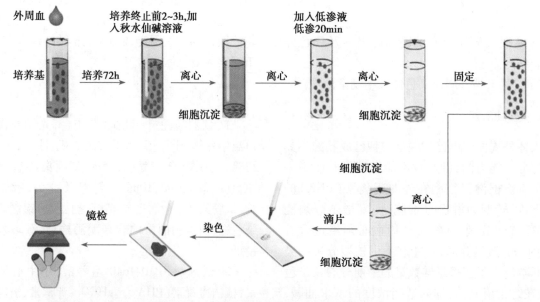

图 45-1　人类外周血染色体标本制备流程图

（2）收获：取出培养瓶，将培养液倒入 15ml 刻度离心管内，配平后以 1 000～1 500rpm 分，离心 10min。

（3）低渗处理：小心吸弃上清液，加入在 37℃预温的 0.075mol/L KCl 至 9ml，用吸管轻轻吹打细胞团，混匀后置于 37℃恒温水浴箱中低渗处理 15～20min，使白细胞膨胀，染色体分散，红细胞解体。

（4）预固定：低渗后，加入新鲜配制的固定液 1ml，用吸管轻轻吹打混匀，然后用 1 500rpm 的速度离心 6min。

（5）固定：离心后弃上清液，留下管底的细胞，缓慢加入固定液约 8ml 并轻轻吹打混匀，在室温下固定 30min。

（6）再固定：离心后，弃上清液，加入 8ml 固定液，轻轻吹打混匀。于 37℃水浴 30min，平衡离心、离心速度 1 500rpm，时间 8min。

（7）制片：离心后弃上清液，根据细胞数量的多少加入适当的固定液，吹打制成悬液。用吸管吸取少量细胞悬液，不重叠的滴 2～3 滴于预冷的干净载玻片上，高度应在载玻片正上方 20cm 或更高，随即吹气，轻轻过火，气干。

（8）染色：用 Giemsa 工作液染色 10min，用自来水冲去染液，晾干。

（9）镜检：将染色后的玻片先在低倍镜下观察，找到良好的分裂象，再换用高倍镜油镜分析。

【数据记录与处理】

染色体制备时，步骤多，程序繁杂，记录每次制片时的温度、湿度及各种状况，对优化下次染色体制备的实验条件至关重要。染色体制备实验记录表见表 45-2。

表 45-2　染色体制备实验记录表

序次	湿度/%	温度/℃	滴片高度	染色体悬液浑浊度	染色体锐利度	染色体分散程度	染色体染色（优/良）
1							
2							
3							
4							
5							
6							

【注意事项】

1. 防止污染，操作过程中应注意外周血标本及培养液勿受污染。

2. 秋水仙碱的浓度和处理时间直接影响分裂象的数量及染色体的长度。秋水仙碱浓度过高使染色体变短，分散程度变好，秋水仙碱浓度过低或作用时间过短，染色体拉长，分散程度变差。

3. 低渗是制片好坏的重要环节，低渗液用量的多少及作用时间的长短直接关系到染色体分散的好坏，时间不足染色体分散不好，过长则染色体丢失多。

4. 吹打时用力要均匀，力量大易使细胞破碎，染色体丢失。

5. 细胞悬液浓度要适宜，浓度太高细胞分散不好，太稀则不易找到好分裂象。

6. 制片室内环境的温度、湿度要控制在合适的范围内，相对湿度在 40%～60%，温度在 20℃左右。

7. 载玻片必须干净，无油腻感，无颗粒。

8. 滴片时注意掌握"高、快、冷、准"的原则，滴在玻片上，不能重叠。

9. 过火需用湿片，数次通过酒精灯火焰上方，通过控制载玻片上固定液挥发的速度，以达到最佳的染色体分散效果。这也是人工操作中难度最大、最难控制均一稳定的环节。

【思考题】

　　1. 在外周血培养过程中,加入 PHA 的作用是什么?

　　2. 标本制作过程中加入秋水仙碱的作用是什么?

　　3. 影响染色体分散程度的因素?

　　4. 在染色体标本制备的过程中的注意事项?

(周芙玲　罗　萍)

实验 46　染色体G显带技术及G带核型分析

【实验目的】

　　1. 掌握染色体 G 带标本的制备技术。

　　2. 了解人类染色体的 G 显带的带型特征。

【实验原理】

　　人们将用各种不同的方法,以及用不同的染料处理染色体标本后,使每条染色体上出现明暗相间,或深浅不同带纹的技术称为显带技术(banding technique)。20 世纪 70 年代以来,显带技术得到了很大发展,且在众多的显带技术中(Q 带、G 带、C 带、R 带、T 带),G 带是目前被广泛应用的一种带型。因为它主要是被 Giemsa 染料染色后而显带,故称之为 G 显带技术,其所显示的带纹分布在整个染色体上。

　　研究发现,人染色体标本经胰蛋白酶、NaOH、枸橼酸盐或尿素等试剂处理后,再用 Giemsa 染色,可使每条染色体上显示出深浅交替的横纹,这就是染色体的 G 带。每条染色体都有其较为恒定的带纹特征,所以 G 显带后,可以较为准确的识别每条染色体,并可发现染色体上较细微的结构畸变。关于 G 显带的机制目前有多种说法,例如,Lee 等(1973)认为染色体上与 DNA 结合疏松的组蛋白易被胰蛋白酶分解掉,染色后这些区段成为浅带,而那些组蛋白和 DNA 结合牢固的区段可被染成深带。有人认为,染色体显带现象是染色体本身存在着带的结构。比如用相差显微镜观察未染色的染色体时,就能直接观察到带的存在。用特殊方法处理后,再用染料染色,则带更加清楚,随着显带方法不同,显出来的带特点也不一样,说明带的出现又与染料特异结合有关。一般认为,易着色的阳性带为含有 AT 多的染色体节段,相反,含 GC 多的染色体段则不易着色。总的来说,G 显带的机制还未搞清。

【实验器材】

　　1. 仪器与耗材　显微镜、恒温培养箱、烤箱、恒温水浴箱、冰箱、染色缸、小镊子、玻片架、香柏油、二甲苯、擦镜纸、吸水纸。

　　2. 试剂　0.125% 胰蛋白酶溶液、0.02%EDTA 溶液、胰蛋白酶-EDTA 混合液、0.85% 生理盐水、蒸馏水、Giemsa 原液、Giemsa 稀释液、1/15mol/L 磷酸缓冲液。

　　3. 样本　常规方法制备的中期人类染色体标本(标本片龄不超过 30 天为宜)。

【实验步骤】

　　(一) 人类染色体 G 显带标本制备

　　1. 胰蛋白酶法

　　(1) 将常规制备的人染色体玻片标本(未染色的白片)置 60℃ 烤箱中处理 16h。

　　(2) 取 2.5% 的胰蛋白酶原液 2.5ml 加生理盐水至 50ml,配成 0.125% 的工作液并用 $NaHCO_3$ 调 pH 至 7 左右。

　　(3) 将配好的胰蛋白酶工作液放入 37℃ 水

浴箱中预热。

（4）将玻片标本浸入胰蛋白酶中，不断摆动使胰蛋白酶的作用均匀，处理 1~2min（精确的时间自行摸索）。

（5）立即取出玻片，放入生理盐水中漂洗两次。

（6）染色。将标本浸入 37℃ 预温的 Giemsa 染液（1∶10 的 Giemsa 原液和 pH6.8 的磷酸缓冲液）中染色 10min 左右。

（7）自来水冲洗（用细水小心冲洗）、晾干。

（8）镜检显带效果：在低倍镜下选择分散良好的长度适中的分裂象转换油镜观察，若染色体未出现带纹，则为显带不足；若染色体边缘发毛为显带过头，此时应根据具体情况增减胰蛋白酶处理时间重新处理一张标本。

2. EDTA-胰蛋白酶法

（1）取 25ml 生理盐水和 25ml 0.02% 的 EDTA 溶液倒入立式染色缸中混匀。

（2）取 2.5% 的胰蛋白酶原液 1ml 加到上液中混匀，并用 5%NaHCO$_3$ 调 pH 至 7 左右。置水浴箱预温至 37℃。

（3）将染色体标本片浸入胰蛋白酶-EDTA 溶液中处理 5~20s，同时轻轻摇动玻片。

（4）取出标本立即浸入生理盐水中洗两次。

（5）浸入 37℃ 的 Giemsa 染液中染色 5~10min。

（6）细水冲洗后晾干、镜检。

(二) 染色体显微镜检查

1. 低倍镜下寻找分散良好的染色体。
2. 油镜下仔细观察分析染色体。
3. 计数染色体总数。
4. 描绘染色体线条图。
5. 标明染色体的组别。
6. 注明染色体号及核型。

(三) 正常人各染色体的 G 带特征

A 组：1~3 号染色体。

1 号染色体

短臂：近侧段有 2 条深带，第 2 深带稍宽，在处理较好的标本上，远侧段可显出 3~4 条淡染的深带。此臂分为 3 个区，近侧的第 1 深带为 1p21，第 2 深带为 1p31。

长臂：副缢痕紧贴着丝粒，染色浓。其远侧为一宽的浅带，近中段与远侧段各有两条深带，此中段第 2 深带染色较浓，中段两条深带稍靠近，此臂分为 4 个区，副缢痕远侧的浅带为 1p21 号带、中段第 2 深带为 1p31 号带，远侧段第 1 深带为 1p41 号带。

2 号染色体

短臂：可见 4 条深带，中段的 2 条深带稍靠近，此臂分为 2 个区，中段两条深带之间的浅带为 2p21。

长臂：可见 7 条深带，第 3 和第 4 深带有时融合。此臂分为 3 个区，第 2 和第 3 深带之间的浅带为 2p21 带，第 4 和第 5 深带之间的浅带为 2p31 号带。

3 号染色体

在长臂与短臂的近中段各具有 1 条明显的宽的浅带。

短臂：一般在近侧段可见 1 条较宽的深带，远侧段可见 2 条深带，其中远侧 1 条较窄，且着色淡，这是区别 3 号染色体短臂的显著特征。在处理较好的标本上，近侧段的深带可分为 2 条深带，此臂分 2 个区，中段浅带为 2 区 1 带。

长臂：一般在近侧段和远侧段各有 1 条较宽的深带，在处理好的标本上，近侧段的深带可分为 2 条深带，远侧段的深带可分为 3 条深带，此臂分为 2 个区，中段浅带为 2 区 1 带。该染色体的 G 带图有点像蝴蝶结。

B 组：4~5 号染色体。

4 号染色体

短臂：可见 2 条深带，近侧深带染色较浅，短臂只有 1 个区。

长臂：可见均匀分布的 4 条深带，在处理较好的标本上，远侧段的 2 条深带可各自分为 2 条较宽的深带。此臂分为 3 区，近侧段第 1 和第 2 深带之间的浅带为 2 区 1 带，远侧段两条深带之间的浅带为 3 区 1 带。

5 号染色体

短臂：可见 2 条深带，其远侧的深带宽且着色浓，此臂仅 1 个区。

长臂：近侧段 2 条深带，染色较淡，有时不明显，中段可见 3 条深带，染色较浓，有时融合成 1 条宽的深带，远侧段可见 2 条深带，近末端的 1 条着色较浓，此臂分为 3 个区，中段第 2 深带为 2 区

1 带,中段深带与远侧深带之间的宽阔的浅带为 3 区 1 带。

C 组:6~12 号和 X 染色体。

6 号染色体

短臂:中段有 1 条明显宽阔的浅带,形如"小白脸",是此染色体的特征,近侧段和远侧段各有 1 条深带,近侧深带贴着丝粒。在处理较好的标本上,远侧段的深带可分为两条深带。此臂分为 2 个区,中段的明显而宽的浅带为 2 区 1 带。

长臂:可见 5 条深带,近侧 1 条紧贴着丝粒,远侧末端的 1 条深带着色较淡;此臂分为 2 个区,第 2 和第 3 深带之间的浅带为 2 区 1 带。

7 号染色体

着丝粒着色浓。

短臂:有 3 条深带,中段深带着色较淡,有时不明显,远侧深带着色浓,形似"瓶塞"。此臂分为 2 个区,远侧段的深带为 2 区 1 带。

长臂:有 3 条明显深带,远侧近末端的 1 条着色较淡;第 2 和第 3 带稍接近。此臂分为 3 个区,近侧第 1 深带为 2 区 1 带、中段的第 2 深带为 3 区 1 带。

8 号染色体

短臂:有 2 条深带,中段有 1 条较明显的浅带,这是与 10 号染色体相鉴别的主要特征。此臂分为 2 个区,中段的浅带为 2 区 1 带。

长臂:可见 3 条分界极不明显的深带,此臂分 2 个区,中段的深带为 2 区 1 带。

9 号染色体

着丝粒着色浓。

短臂:近侧段和中段各有 1 条深带,在处理较好的标本上,中段可见 2 条较窄的深带。此臂分为 2 个区,中段深带为 2 区 1 带。

长臂:可见明显的 2 条深带,次缢痕一般不着色,在有些标本上呈现出特有的颈部区。此臂分为 3 个区,近侧的 1 条深带为 2 区 1 带,远侧的 1 条深带为 3 区 1 带。

10 号染色体

着丝粒着色浓。

短臂:近侧段和近中段各有 1 条深带,在有些标本上近中段可见 2 条深带,但与 8 号染色体短臂比较,其上深带的分界欠清晰。此臂只有 1

个区。

长臂:可见明显的 3 条深带,远侧段的 2 条深带稍靠近,这是与 8 号染色体相鉴别的一个主要特征,此臂分为 2 个区,近侧段的 1 条深带为 2 区 1 带。

11 号染色体

短臂:近中段可见 1 条深带,在处理较好的标本上,这条深带可分为 3 条较窄的深带。此臂只有 1 个区。

长臂:近侧有 1 条深带,紧贴着丝粒。远侧段可见 1 条明显的较宽的深带,这条深带与近侧的深带之间是 1 条宽阔的浅带,这是与 12 号染色体相鉴别的一个明显的特征,在处理较好的标本上,远侧段的这条较宽的深带可分为 2 条较窄的浅带,两深带之间有 1 条很窄的浅带,一般极难辨认,但它是分区的一个界标,在有些标本上近末端处可见 1 条窄的淡染的深带。此臂分 2 个区,上述远侧两条深带之间的那条很窄的淡带为 2 区 1 带。

12 号染色体

短臂:中段可见 1 条深带,此臂只有 1 个区。

长臂:近侧有 1 条深带,紧贴着丝粒,中段有 1 条宽的深带,这条深带与近侧深带之间有 1 条明显的浅带,但与 11 号染色体比较这条浅带较窄,这是鉴别 11 号与 12 号染色体的一个主要特征。在处理较好的标本上,中段这条较宽的深带可分为 3 条深带。其正中一条着色较浓,在有些标本上,远侧段还可以看到 1~2 条染色较淡的深带。此臂分为 2 个区,中段正中的深带为 2 区 1 带。

X 染色体

其长度介于 7 号和 8 号染色体之间,主要特点是长臂和短臂中段各有 1 条深带,有"一担挑"之名。

短臂:中段有一明显的深带,宛如竹节状。在有些标本上远侧段还可以看见 1 条窄的着色淡的深带,此臂分为 2 个区,中段的深带为 2 区 1 带。

长臂:看见 3~4 条深带,近中部 1 条最明显,此臂分为 2 个区,近中段的深带为 2 区 1 带。

D 组:13~15 号染色体,具有近端着丝粒和随体。

13 号染色体

着丝粒区深染。

长臂:可见 4 条深带,第 1 和第 4 深带较窄,染色较淡;第 2 和第 3 深带较宽,染色较浓。此臂分为 3 个区,第 2 深带为 2 区 1 带,第 3 深带为 3 区 1 带。

14 号染色体

着丝粒区深染。

长臂:近侧和远侧各有 1 条较明显的深带。在处理较好的标本上,中段尚看见 1 条着色较浅的深带。此臂分为 3 个区,近侧深带为 2 区 1 带,远侧深带为 3 区 1 带。

15 号染色体

着丝粒区深染。

长臂:中段有一条明显深带;染色较浓,有的标本上近侧段可见 1~2 条淡染的深带。此臂分为 2 个区,中段深带为 2 区 1 带。

E 组:16~18 号染色体。

16 号染色体

短臂:中段有 1 条深带,在较好的标本上看见 2 条深带,此臂只有 1 个区。

长臂:近侧段和远侧段各有 1 条深带。有时远侧段 1 条不明显,次缢痕着色浓;此臂分 2 个区,中段深带为 2 区 1 带。

17 号染色体

短臂:有 1 条深带,紧贴着丝粒,此臂只有 1 个区。

长臂:远侧段看见 1 条深带,这条深带与着丝粒之间为一明显而宽的浅带,此臂分为 2 个区,这条明显而宽的浅带为 2 区 1 带。

18 号染色体

短臂:一般为浅带,此臂只有 1 个区。

长臂:近侧和远侧各有 1 条明显的深带,此臂分为 2 个区,两深带之间的浅带为 2 区 1 带。

19 号染色体

着丝粒及其周围为深带,其余为浅带。短臂和长臂均只有 1 个区。

20 号染色体

着丝粒区浓染。短臂有一条明显的深带,此臂只有 1 个区。

长臂:中段和远侧段看见 1~2 条染色较淡的深带,有时全为浅带。此臂只有 1 个区。此染色体有"头重脚轻"之名。

G 组:21~22 号染色体和 Y 染色体,21、22 号有随体。

21 号染色体

着丝粒区着色淡。其长度比 22 号短,其长臂上有明显而宽的深带。此臂分 2 个区,其深带为 2 区 1 带。

22 号染色体

着丝粒区染色浓。其长度比 21 号长,在长臂上可见 2 条深带,近侧的 1 条着色浓,而且紧贴着丝粒。近中段的 1 条着色淡,在有的标本上不显现。此臂只有 1 个区。

Y 染色体

长度变化大,有时整个长臂被染成深带,在处理好的标本上可见 2 条深带。此臂只有 1 个区(图 46-1)。

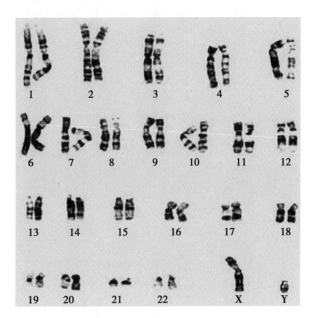

图 46-1　正常男性染色体核型分析

【数据记录与处理】

1. 手工记录:每人用自己所作的 G 显带标本,选择分散好,染色体带型清晰的分裂象,在油镜下根据上述 G 显带各号染色体的特征,依次找出 1~22 号染色体和性染色体,绘成草图。各染色体的位置、形状大小尽量真实(不必绘出带型)。并在各染色体旁边标明染色体序号。

2. 软件分析:按软件使用说明书记录和处理。

【注意事项】

1. 染色体玻片标本烤片时间要充足,以避免胰蛋白酶消化时消化不充分。

2. 胰蛋白酶消化时间不是固定的,根据胰蛋白酶的作用效果不断摸索才可以。

【思考题】

1. 要制备出良好的 G 带标本,操作时需注意哪些问题?

2. 染色体显带有何意义?

(申　超　胡志坚)

参考文献

1. Ⅱ级生物安全柜:YY 0569-2011[S].北京:中国标准出版社,2011.

2. 生物安全柜:JG 170-2005[S].北京:商务印书馆,2005.

3. 下呼吸道感染细菌培养操作指南:WS/T 499-2017[S].北京:中国标准出版社,2017.

4. 分析实验室用水规格和试验方法:GB/T 6682-2008[S].北京:中国标准出版社,2008.

5. 化学试剂 pH 测定通则:GB/T 9724-2007[S].北京:中国标准出版社,2007.

6. 化学试剂分子吸收分光光度法通则(紫外和可见光部分):GB/T 9721-2006[S].北京:中国标准出版社,2006.

7. 化学试剂蒸发残渣测定通用方法:GB/T 9740-2008[S].北京:中国标准出版社,2008.

8. 刘晓婷,向代军,邵安良,等.医用实验室纯水水质分析[J].中国医学装备.2016,13(2):104-105.

9. 李明梅,王文渊,吴琼林.分析化学[M].武汉:华中科技大学出版社,2012.

10. 张向宏,冯喜萍,巴卓,等.常用电子天平的校准法[J].品牌与标准化,2019,40(4):18-19.

11. 胡志坚,宫心鹏.医学检验仪器学实验指导[M].武汉:华中科技大学出版社,2013.

12. 曾照芳.临床检验仪器学实验指导[M].2版.北京:人民卫生出版社,2011.

13. 尚红,王疏三,申子瑜.全国临床检验操作规程[M].4版.北京:人民卫生出版社,2015.

14. 沈继龙,张进顺.临床寄生虫学检验[M].4版.北京:人民卫生出版社,2012.

15. 詹希美,朱欣平,刘佩梅.人体寄生虫学[M].2版.北京:人民卫生出版社,2010.

16. 许隆祺.图说寄生虫学与寄生虫病[M].北京:北京科学技术出版社,2016.

17. 张进顺,高兴政.临床寄生虫检验学[M].北京:人民卫生出版社,2009.

18. 朱伟,曹兴建.医学检验通用技术[M].南京:江苏大学出版社,2017.

19. 冯文莉,樊绮诗.医学检验实验教程上册[M].北京:人民卫生出版社,2012.

20. 刘辉.临床免疫学检验实验指导[M].4版.北京:人民卫生出版社,2011.

21. 张广强,黄世德.分析化学实验[M].北京:学苑出版社,2003.

22. 刘建宇,王敏,许琳,等.分析化学实验[M].北京:化学工业出版社,2017.

23. 王乐婷,郭秀琴,李珂.双波长分光光度法测定复方磺胺甲噁唑片中两组分的含量[J].泰山医学院学报,2016,37(12):1136-1139.

24. 孙增先,谈恒山,李恭润,等.双波长比值光谱法测定复方磺胺甲噁唑片含量[J].中国医院药学杂志,1999,(9):536-539.

25. 倪培华.临床生物化学检验技术实验指导[M].北京:人民卫生出版社,2015.

26. 龚道元,胥文春,郑峻松.临床基础检验学[M].北京:人民卫生出版社,2017.

27. 郭明,吴荣晖,俞飞.仪器分析实验[M].北京:化学工业出版社,2018.

28. 李险峰,金真,马毅红,等.现代仪器分析实验技术指导[M].广州:中山大学出版社,2017.

29. 陈怀侠.仪器分析实验[M].北京:科学出版社,2017.

30. 流式细胞术检测外周血淋巴细胞亚群指南:WS/T 360-2011[S].北京:国家卫生健康委员会,2011.

31. 李磊,高希宝.仪器分析[M].北京:人民卫生出版社,2015.

32. 邸欣.分析化学实验指导[M].北京:人民卫生出版社.2016.

33. 岳保红,龚道元.临床基础检验学实验指导

34. 血液酒精含量的检测方法: GA/T842-2019 [S]. 北京: 中国标准出版社, 2019.

35. 柴逸峰, 邸欣. 分析化学[M]. 8版. 北京: 人民卫生出版社, 2016.

36. 李水军. 液相色谱-质谱法联用技术临床应用[M]. 上海: 上海科学技术出版社, 2014.

37. Wang YF. Measurement of serum progesterone by isotope dilution liquid chromatography tandem mass spectrometry: a candidate reference method and its application to evaluating immunoassays. Anal Bioanal Chem, 2019, 411(11): 2363-2371.

38. 仇晓文, 王丽, 刘慧, 等. 紫外/可见光分光光度计的使用[J]. 生物学教学, 2012, 37(9): 27-28.

39. 贾琼, 马玖彤, 宋乃忠. 仪器分析实验[M]. 北京: 科学出版社, 2016.

40. 黄沛力. 仪器分析实验[M]. 北京: 人民卫生出版社, 2015.

41. 叶明德. 新编仪器分析实验[M]. 北京: 科学出版社, 2016.

42. 王淑华, 李红英. 仪器分析实验[M]. 北京: 化学工业出版社, 2019.

43. 白玲, 石国荣, 王宇昕. 仪器分析实验[M]. 北京: 化学工业出版社, 2017.

44. 罗立强, 徐引娟. 仪器分析实验[M]. 北京: 中国石化出版社, 2012.

45. 章静波. 组织和细胞培养技术[M]. 3版. 北京: 人民卫生出版社, 2014.

46. 刘佳, 李宏. 医学细胞生物学与遗传学实验教程[M]. 北京: 科学出版社, 2012.

47. 杨建一. 医学细胞生物学与遗传学实验指导[M]. 3版. 北京: 科学出版社, 2015.

48. 郑立红. 医学细胞生物学与遗传学实验[M].

2版. 北京: 科学出版社, 2015.

49. 吴辛友, 袁盛铨, 翟金铣. 分析试剂的提纯与配制手册[M]. 北京: 冶金工业出版社, 1989.

50. 张丽娟, 王银起, 孙可虹, 等. 重铬酸钾标准溶液配制不确定度评定[J]. 化工管理, 2014, 30(8): 175.

51. 李国琴, 王文保. 分析化学[M]. 北京: 中国农业出版社, 2013年.

52. 化学试剂标准滴定溶液的制备: GB/T 601-2016[S]. 北京: 中国标准出版社, 2016.

53. 姜忠信, 王元松. 临床基础检验基础实验指导[M]. 2版. 北京: 中国医药科技出版社, 2015.

54. 王霄霞. 外周血细胞形态学检查技术[M]. 北京: 人民卫生出版社, 2010.

55. 叶蕊芳, 张晓彦. 应用微生物学实验[M]. 北京: 化学工业出版社, 2015.

56. 杨汝德. 现代工业微生物学实验技术[M]. 北京: 科学出版社, 2016.

57. 樊绮诗, 钱士匀. 临床检验仪器与技术[M]. 北京: 人民卫生出版社, 2015.

58. 钱士匀. 临床生物化学检验实验指导[M]. 4版. 北京: 人民卫生出版社, 2011.

59. 杜江, 孙若东, 仲其军, 等. 生物化学检验实验指导[M]. 武汉: 华中科技大学出版社, 2012.

60. 邹雄, 吕建新. 基本检验技术及仪器学[M]. 北京: 高等教育出版社, 2009.

61. 刘震. 现代分离科学[M]. 北京: 化学工业出版社, 2017.

62. 王宏兰, 李淑艳, 潘洪明. 生物化学与分子生物学实验[M]. 北京: 科学出版社, 2016.

63. 张建中. 可见及紫外分光光度计波长的校准[J]. 临床检验杂志, 1997, 15(3): 187-189.

64. 涂国华, 姜旭淦, 李礼, 等. 高效液相色谱法测定糖化血红蛋白方法的建立与评价[J]. 江苏大学学报(医学版), 2011, 2(21): 147-155.